防彈咖啡＋減醣

最強飲食術讓早起有精神，身體變輕盈，提高記憶力與專注力！

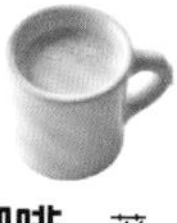

最強奶油咖啡 著　余亮誾　譯

前言

你知道奶油咖啡減重嗎？

「奶油咖啡」如同字面含意，就是咖啡加奶油等油脂攪拌而成的飲品。

如果是第一次聽到的讀者，或許會覺得「奶油與咖啡的組合，好喝嗎？」「熱量很高，應該會變胖吧」等等。

不，不會變胖。因為奶油咖啡具有促進脂肪燃燒，營造易瘦體質的神奇力量。

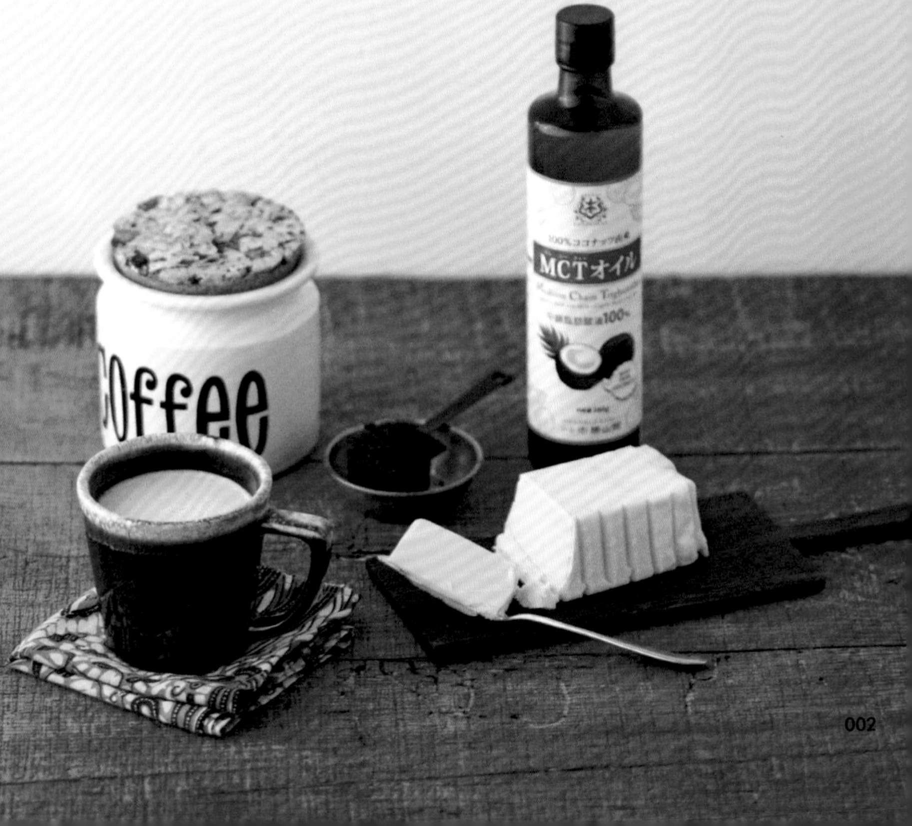

只要正確飲用，就能輕鬆瘦身！

另外，奶油咖啡提高記憶力、專注力的效果也備受期待。

不過，這可不是「喝了就會瘦」的魔法飲品。奶油咖啡減重其實是早上一杯奶油咖啡，再搭配減醣飲食的減重法。

本書内容由管理營養師駐點的專業店家教你美味的奶油咖啡製作方法，以及能順利減重的正確飲用方式。

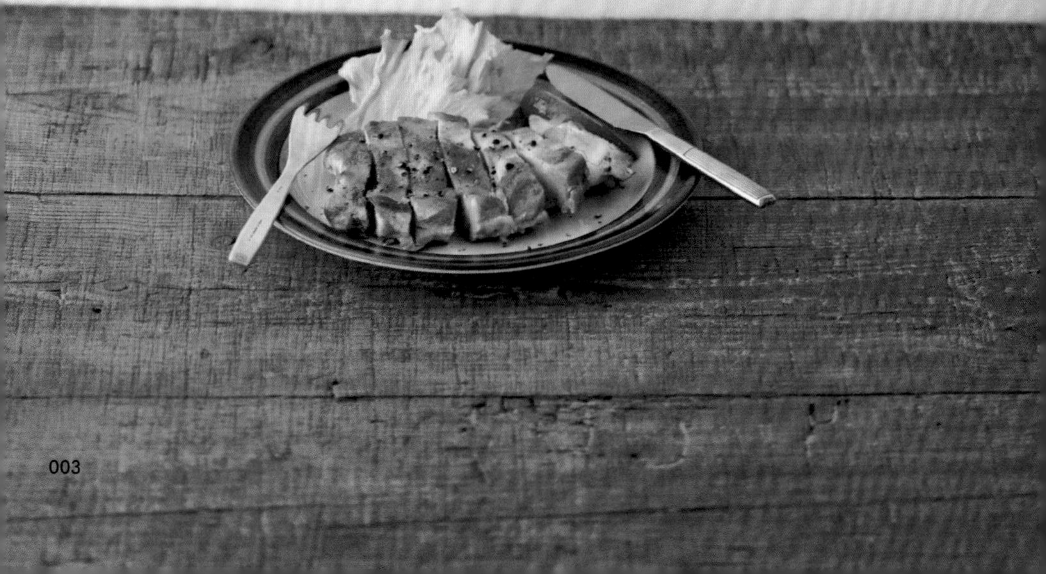

才一個月！

令人驚訝的減重效果 接力呈現！

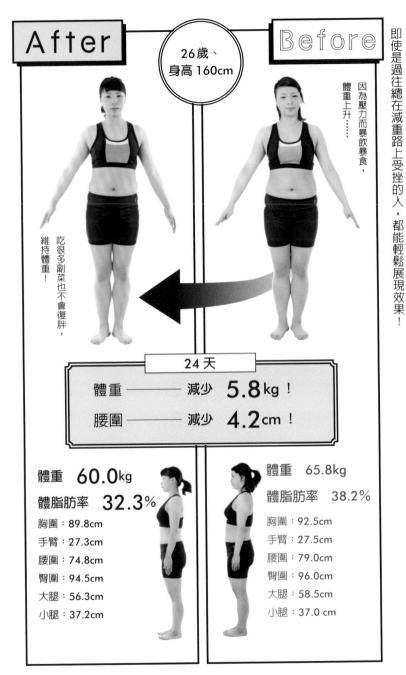

即使是過往總在減重路上受挫的人，都能輕鬆展現效果！

26歲、身高 160cm

Before

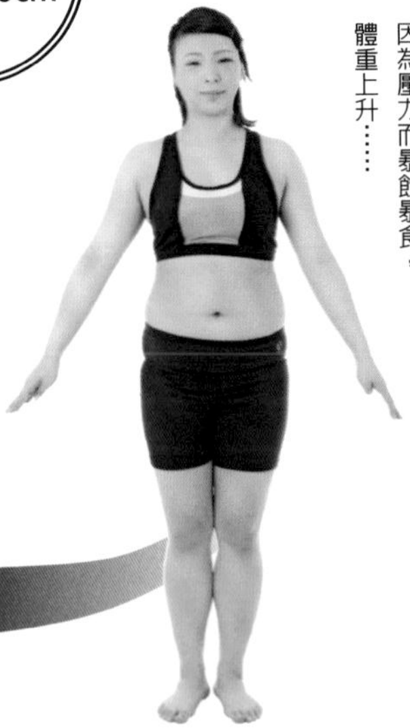

因為壓力而暴飲暴食，體重上升……

After

吃很多副菜也不會復胖，維持體重！

24天

體重——減少 **5.8**kg！

腰圍——減少 **4.2**cm！

Before

體重 65.8kg

體脂肪率 38.2%

胸圍：92.5cm

手臂：27.5cm

腰圍：79.0cm

臀圍：96.0cm

大腿：58.5cm

小腿：37.0 cm

After

體重 **60.0**kg

體脂肪率 **32.3**%

胸圍：89.8cm

手臂：27.3cm

腰圍：74.8cm

臀圍：94.5cm

大腿：56.3cm

小腿：37.2cm

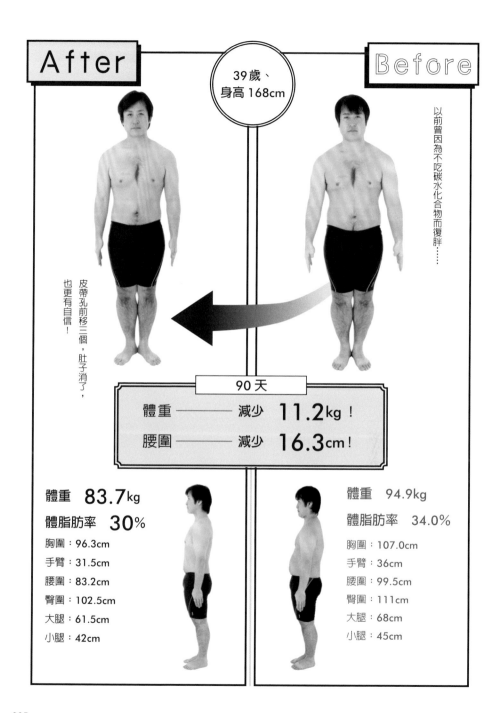

39歲、
身高168cm

After

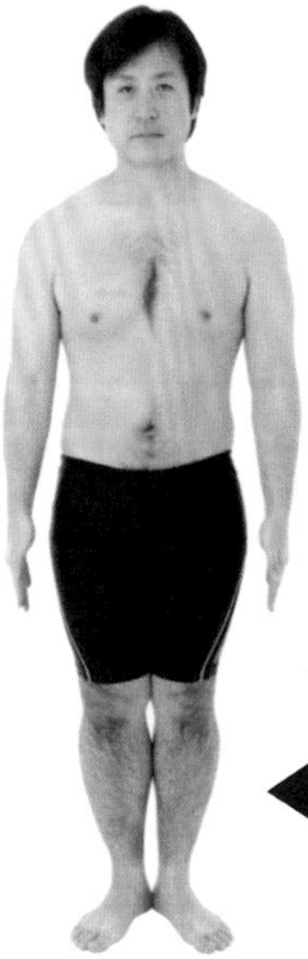

皮帶孔前移三個，肚子消了，也更有自信！

Before

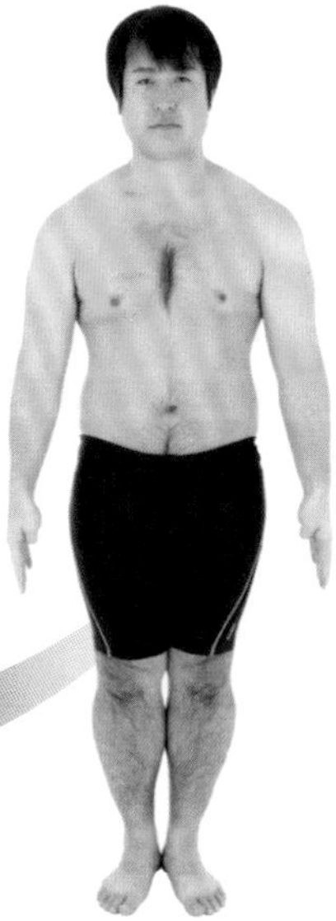

以前曾因為不吃碳水化合物而復胖……

90天

體重 ———— 減少 **11.2kg！**

腰圍 ———— 減少 **16.3cm！**

After

體重 83.7kg

體脂肪率 30%

胸圍：96.3cm
手臂：31.5cm
腰圍：83.2cm
臀圍：102.5cm
大腿：61.5cm
小腿：42cm

Before

體重 94.9kg

體脂肪率 34.0%

胸圍：107.0cm
手臂：36cm
腰圍：99.5cm
臀圍：111cm
大腿：68cm
小腿：45cm

32歲、
身高157cm

After

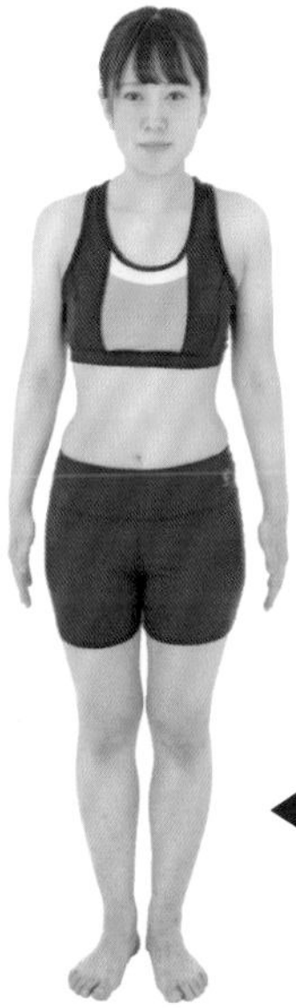

瘦得很平均，味覺改變了，
覺得蔬菜變得美味！

Before

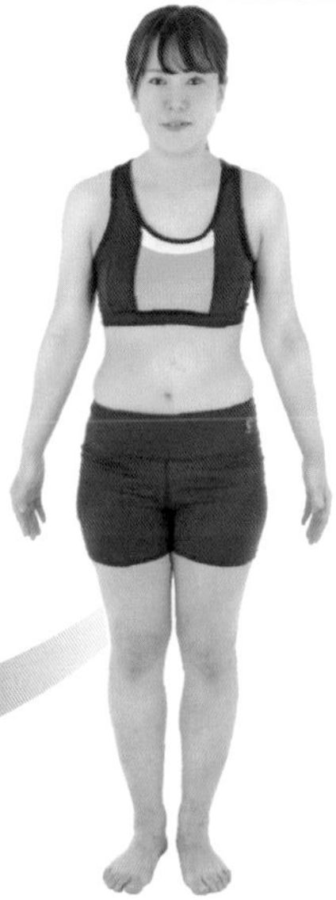

經常外食，在意腰圍……

30天

體重——減少 2.2kg！

腰圍——減少 4.4cm！

After

體重 49.6kg

體脂肪率 25.7%

胸圍：78.8cm

手臂：25.6cm

腰圍：60.6cm

臀圍：89.0cm

大腿：52.0cm

小腿：34.4cm

Before

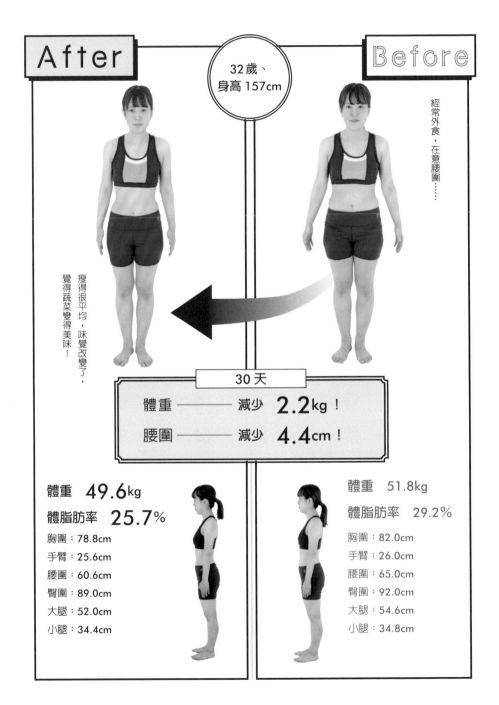

體重 51.8kg

體脂肪率 29.2%

胸圍：82.0cm

手臂：26.0cm

腰圍：65.0cm

臀圍：92.0cm

大腿：54.6cm

小腿：34.8cm

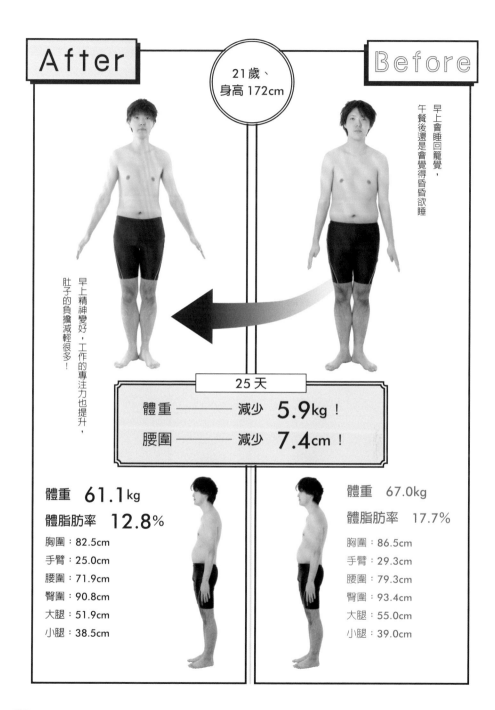

After

21歲、
身高 172cm

Before

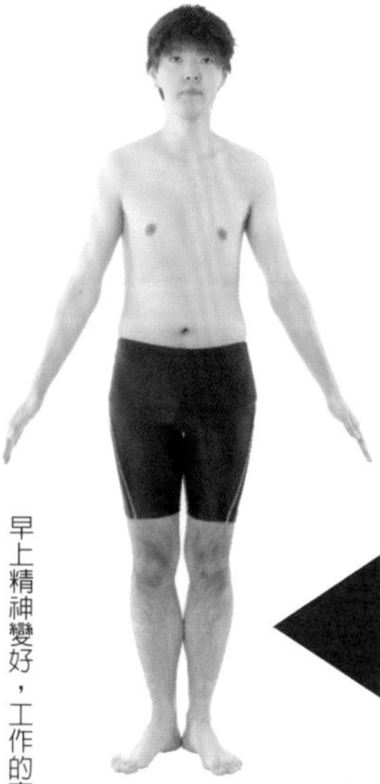

早上精神變好，工作的專注力也提升，
肚子的負擔減輕很多！

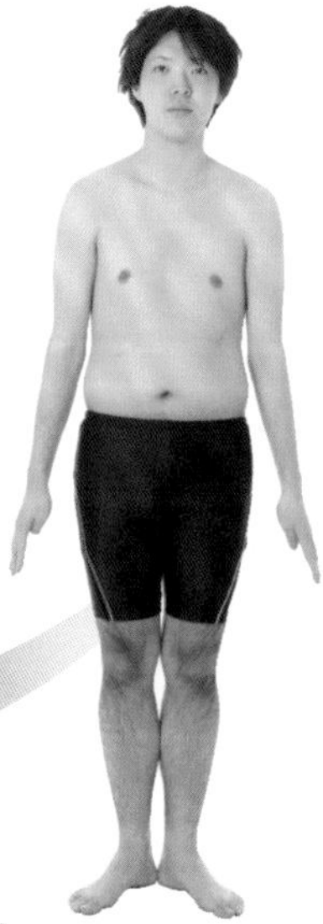

早上會睡回籠覺，
午餐後還是會覺得昏昏欲睡

25天

體重 ——— 減少 **5.9**kg！

腰圍 ——— 減少 **7.4**cm！

After

體重 61.1kg

體脂肪率 12.8%

胸圍：82.5cm

手臂：25.0cm

腰圍：71.9cm

臀圍：90.8cm

大腿：51.9cm

小腿：38.5cm

Before

體重 67.0kg

體脂肪率 17.7%

胸圍：86.5cm

手臂：29.3cm

腰圍：79.3cm

臀圍：93.4cm

大腿：55.0cm

小腿：39.0cm

CONTENTS

002 前言
004 令人驚訝的減重效果，接力呈現！
012 奶油咖啡減重三原則

PART 1

About Butter Coffee Diet

013 瞭解奶油咖啡減重
014 何謂奶油咖啡？
015 目前減重的主流是「減醣」
016 醣類攝取過量會轉變成脂肪
016 肥胖荷爾蒙「胰島素」
017 把「酮體」當成身體的燃料就會瘦！
018 用奶油咖啡揮別減醣的難受
019 奶油咖啡也能控制食慾
021 用咖啡的力量改善腸道環境！
022 安全且優質的草飼奶油
023 讓酮體迴路運作的MCT油

PART 2

How to Make Butter Coffee

025 奶油咖啡的製作方式

026 奶油咖啡減重　基本配備

028 奶油咖啡・基本做法

030 創意食譜01　奶油紅茶

031 創意食譜02　奶油可可

032 創意食譜03　奶油抹茶

033 享受奶油咖啡！　創意原則

034 專欄　創意食譜　我是這麼樂在其中的！

PART 3

Let's Try Butter Coffee Diet

035 奶油咖啡減重實踐篇

試試看吧！奶油咖啡減重

036 飲食祕訣1　搭配減醣飲食效果最好！

037 飲食祕訣2　從零麩質開始吧

038 飲食祕訣3　輕鬆就能展開的三步驟

039 飲食祕訣4　令人高興的重點！晚上可以攝取少量醣類

040 積極攝取的食材、避開的食材
042 成功案例① 從「一日一餐生活」到盡情吃也能減七公斤
045 成功案例② 起初二、三天減二公斤↓一個月減九公斤
048 成功案例③ 備好減醣副菜輕鬆減下七公斤
051 成功案例④ 第五天就減四公斤，改善血壓！
054 成功案例⑤ 離不開飲料↓用加了羅漢果代糖的奶油紅茶瘦下來
057 成功案例⑥ 腹部周圍減少二十公分，衣服的尺寸4L↓L

意外!? 不同類別的餐點對決

060 外食篇
065 副菜・超商篇
069 料理・調味篇
072 不同類別・食材選擇的重點

自己下廚不妨做這道菜！

077 竜田揚炸雞
078 起司漢堡排
079 百菇燴魚片
080 美乃滋炒時蔬

081 咖哩湯
082 豆腐炒飯
083 豆漿鍋
084 再多瞭解一些！奶油咖啡減重Q&A

PART 4

Author's Vision

089 最強奶油咖啡的想法
090 十幾年對「飲食」缺乏關心
092 把「瘦身」當成目的好嗎？
093 人如其食
094 輕鬆帶著走・最強奶油咖啡
096 專欄 瘦不下來的原因是「延遲性過敏」？
097 附錄・奶油咖啡減重日記
102 參考文獻・出處一覽

奶油咖啡減重

三原則

POINT 1

早上只喝奶油咖啡

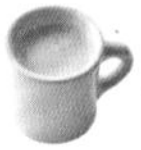

只要一杯就有飽足感，所以不需要忍耐。如果容易覺得餓，喝兩杯也 OK。之前不吃早餐的人，喝了之後也能促進酮體迴路運作（→ P.18），幫助脂肪燃燒。

POINT 2

中午、晚上採用減醣飲食

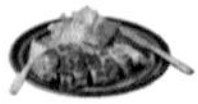

為了有效燃燒體脂肪，請務必搭配減醣飲食。會分別依初級、中級、高級三步驟（→ P.38）介紹輕鬆就能做到的祕訣。

POINT 3

可以盡情享用肉、魚、蔬菜！

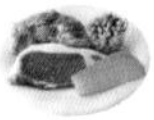

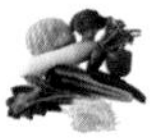

限制飲食容易出現必要營養素不足的問題。進行奶油咖啡減重時，請積極攝取蛋白質來源、低醣的蔬菜（→ P.40）。

以下狀況者請避免進行奶油咖啡減重！

- 懷孕中婦女、有腎臟病、胰臟炎、肝硬化、長鏈脂肪酸代謝異常者請勿進行。
- 因糖尿病注射胰島素、服用 Euglucon（優爾康）、Amaryl（瑪爾胰）降血糖藥時，減醣可能引發低血糖症。如果有其他疾病者，請務必先諮詢主治醫師。

PART 1

About
Butter
Coffee
Diet

瞭解奶油咖啡減重

奶油咖啡減重就是奶油咖啡搭配減醣飲食。

本章會解說此方式的減重原因。

■ 何謂奶油咖啡？

近年好萊塢明星、首席運動員紛紛採用，在全美掀起風潮的減重法，也被稱為「THE BULLETPROOF DIET」（防彈咖啡）。基本作法就是早上用「奶油咖啡」取代早餐。

奶油咖啡是在咖啡裡加入奶油（草飼奶油）、MCT油後，攪拌而成。

由於奶油咖啡含有脂質，會讓人產生飽足感，不需餓肚子就能控制飲食。此外，咖啡、草飼奶油、MCT油中也富含能促進減重的成分。

實際進行奶油咖啡減重的人，不少人都甩掉十公斤以上。

除了減重效果外，也有「提升注意力」、「優化睡眠品質」、「使頭腦清晰」、「不易疲倦」等各種健康效果的相關報告。

奶油咖啡的奶香、濃郁風味也是魅力之一。早上用一杯奶油咖啡，開啓美味減重生活吧！

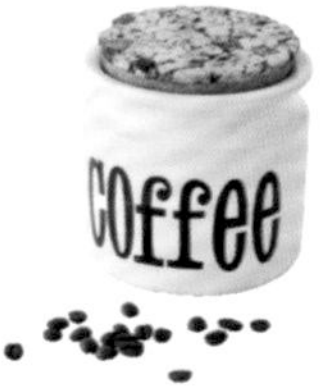

咖啡豆

可以用喜歡的豆子。
推薦選用水洗的豆子。

目前減重的主流是「減醣」

應該很多人覺得減重時飲食需要控制熱量吧！

不過，近年的主流想法是，比起餐點熱量，控制「醣類」更容易減重。減醣減重法也被稱為「低碳飲食」或是「生酮飲食」。

「醣類」是我們身體能量來源的營養素之一，富含於米飯、麵包、麵類等穀類，以及薯類、水果等。醣量的計算方式是碳水化合物的量扣除膳食纖維的量。

除了醣類，脂質和蛋白質也會在體內轉變成能量來源。因此，碳水化合物、脂質、蛋白質稱為「三大營養素」。

奶油咖啡減重是透過早餐替換成奶油咖啡，午餐與晚餐採取減醣飲食，消除肥胖，營造出不易變胖的身體。

不過，奶油咖啡減重並不是單純用奶油咖啡取代麵包、米飯的減醣減重法。因為奶油咖啡本身也包含能輔助減重的各種效果。

事實上有不少以往沒有吃早餐習慣的人，透過早上飲用奶油咖啡也開始瘦下來了。

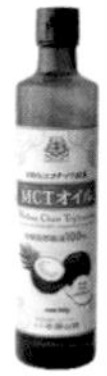

MCT 油

屬於中鏈脂肪酸，特徵是容易轉變成能量，不易囤積於體內。

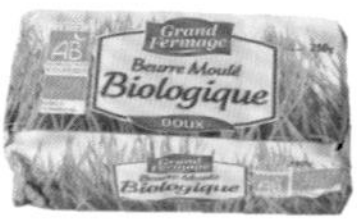

草飼奶油

不使用抗生素、荷爾蒙等，只用草、牧草飼養的牛所生產的奶油。

說明這個減重法效果之前，讓我們先確認為什麼控制飲食的含醣量就能減重吧！

■醣類攝取過量會轉變成脂肪

米飯、麵包等所含有的醣類會在體內被消化、吸收，分解成「葡萄糖」。葡萄糖會溶於血液中，運送到肌肉、大腦、內臟等等的細胞，成為能量源以供身體使用。把葡萄糖視為讓身體運作的燃料應該就很好理解了吧！

作為身體燃料的葡萄糖如果沒有被用完，最後就會在體內變成中性脂肪，囤積在脂肪細胞中。作為日後食物不足時可以挪用的能量源。

「肥胖」就是指脂肪細胞肥大、增生的狀態。

■肥胖荷爾蒙「胰島素」

將葡萄糖轉換成能量來源運送到全身細胞，或是轉變成中性脂肪後運送到脂肪細胞時，「胰島素」，也就是從胰臟所分泌的荷爾蒙都會參與作用。

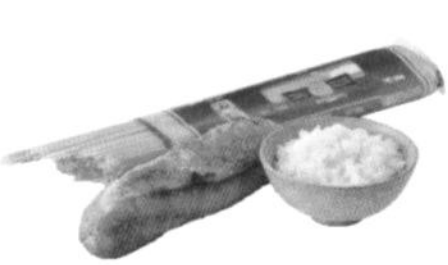

碳水化合物

富含於米飯、麵包、麵類中。
減量就能有效減重。

攝取醣類後，血液中的葡萄糖會增加，促使胰臟分泌胰島素。胰島素會協助血液中的葡萄糖（血糖）被全身細胞吸收。也會促使葡萄糖轉變成糖原，儲存在肝臟、肌肉中。因此，沒有用完的葡萄糖就會變成中性脂肪，蓄積在脂肪細胞中。

就像這樣，胰島素會讓血糖值維持一定量，但也會將多餘的葡萄糖變成脂肪，所以胰島素也被稱為「肥胖荷爾蒙」。

如果飲食減少醣類，就能抑制胰島素的分泌。若葡萄糖不足，身體就會代謝蓄積在脂肪細胞中的中性脂肪，轉變成能量。因此就成了脂肪難以囤積、容易消耗的體質。減醣飲食之所以能減重，就是這個原理。

■ 把「酮體」當成身體的燃料就會瘦！

我們再多瞭解燃燒脂肪轉變成能量的機制吧！

當體內的葡萄糖不足，蓄積在脂肪細胞的中性脂肪就會被分解成脂肪酸跟甘油。其中有一部分的脂肪酸會在肝臟中變成名為「酮體」的物質，作為能量提供使用。

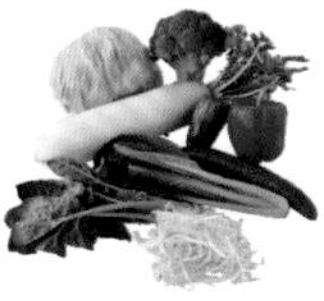

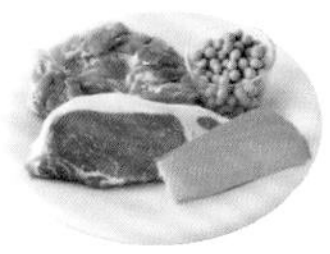

蔬菜類、蛋白質

進行奶油咖啡減重時，低醣的葉菜類，或是富含蛋白質的魚、肉等，都能大量攝取，所以能健康地瘦下來。

像這樣把酮體變成能量源的身體機制（狀態）稱為「酮體迴路」。如果是把葡萄糖變成能量源的機制（狀態），就稱為「葡萄糖迴路」。

當體內殘留葡萄糖時，酮體迴路就不會運作，而是由葡萄糖迴路生成能量。因為能量來源的選擇，葡萄糖會優先於酮體。

因此，為了燃燒囤積的脂肪，預防肥胖，就必須盡可能讓酮體迴路運作，拉長且持續產生能量。

奶油咖啡則有助於促使、維持酮體迴路的運作。

■用奶油咖啡揮別減醣的難受

為了讓酮體迴路長時間運作，首先得控制飲食中的醣類，讓體內呈現缺乏葡萄糖的狀態。如果再攝取酮體原料的脂質（脂肪酸），就能容易維持酮體迴路。

其實，從積蓄在脂肪細胞中的中性脂肪轉化出酮體需要花一些時間。如果在那期間內用掉體內的葡萄糖，身體就會陷入能量缺乏的

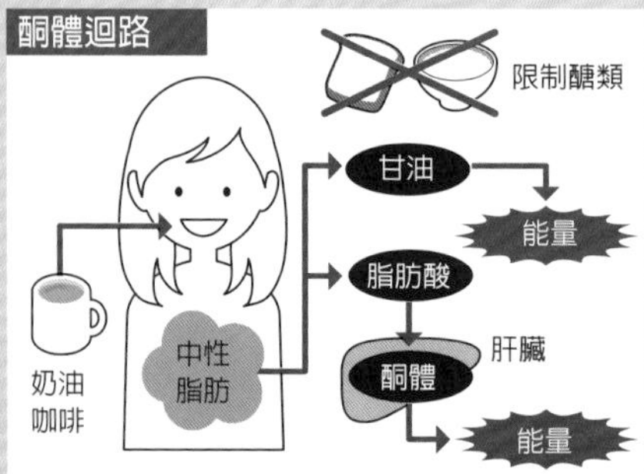

不攝取醣類，身體就會分解中性脂肪，脂肪酸會轉化成酮體，變成能量源。

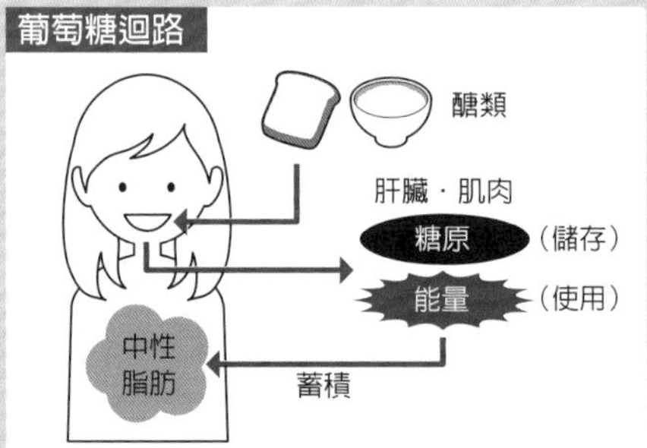

攝取醣類無法分解中性脂肪，導致多餘的部分會成為中性脂肪囤積於體內。

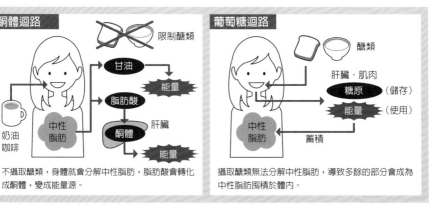

狀態。有些體驗過限醣減重的人會覺得「疲倦」、「無力」、「變得想吃甜食」等，就是因為體內持續缺乏葡萄糖跟酮體！

不過，如果補充脂質（脂肪酸），就可以經由酮體迴路，從脂肪酸輕易地製造出酮體，避免身體出現能量不足的現象。

奶油咖啡中含有草飼奶油與MCT油。控制醣類的同時，若以奶油咖啡或飲食補充脂質，就能容易維持酮體迴路，不太會出現疲勞感或是倦怠感等限制醣類時會有的「痛苦」。

■ 奶油咖啡也能控制食欲

此外，不少減重的人會出現食慾上的異常現象——「無論吃多少還是覺得餓」。也有不少人明明知道必須控制飲食，卻忍不住多吃！

體內是由兩種荷爾蒙——「瘦素」（leptin）與「飢餓素」（ghrelin）——控制食慾。

瘦素是脂肪細胞分泌的荷爾蒙，具有刺激位於下視丘的食慾中樞，讓人產生「已經吃飽了」，也就是飽足感的作用。

飢餓素則是胃部分泌的荷爾蒙，具有刺激食慾中樞，讓人產生「肚子餓了」，也就是飢餓感的作用。

如果是健康的人，用完餐後會從脂肪細胞分泌瘦素，傳達「肚子飽了」的訊息，抑制食慾。

這麼說或許有人會覺得，脂肪細胞比較大，比較胖的人，瘦素的分泌量會較多，應該比較容易抑制食慾。不過，事實上，肥胖者比較難克制「想吃」的慾望。

這是因為瘦素分泌多，反而會導致下視丘接收來自瘦素飽足感訊號的運作變遲鈍。進而讓大腦過於習慣瘦素飽足感的訊號，變得不容易感到飽足。

其實攝取大量醣類，也會讓瘦素過度分泌。

如果能在飲食生活中加入奶油咖啡，長時間維持酮體迴路，脂肪細胞就會變小，讓瘦素的分泌量回復正常。連帶讓下視丘的食慾中樞容易接收瘦素飽足感的訊號，變得容易抑制食慾。

如果身體能滿足只攝取必要量，就能變成不易變胖的體質。

此外，奶油咖啡所含的脂質也具有抑制產生飢餓感荷爾蒙——飢餓素——的效果。當腸道內有脂質，胰臟就會分泌能抑制飢餓素運作的荷爾蒙。

像是在飢餓感出現前或是餐前飲用等，如果能在飲食生活上適時加入奶油咖啡，就能自己控制食慾了！

■用咖啡的力量改善腸道環境！

接著就詳細介紹奶油咖啡的原料——咖啡、草飼奶油、MCT油的各種功效吧！

首先，咖啡中的多酚能去除導致身體老化、疾病的活性氧的有害物質（抗氧化作用）。咖啡含大量多酚，量與紅酒相同，甚至是綠茶的兩倍。

多酚也是人體腸道中五百兆個以上各種細菌、腸道細菌的食物。

近年的研究指出，腸道細菌的種類、數量的均衡狀況，與肥胖、過敏等健康狀態息息相關。也有報告指出咖啡所含的多酚種類之一的綠原酸（Chlorogenic acid）能增加比菲德氏益生菌。

當限制醣類讓腸道細菌呈現缺乏醣類的狀態時，也會產生具有促進脂肪燃燒作用的蛋白質。

此外，咖啡中的咖啡因能刺激交感神經，提高專注力，以及活化內臟運作，促進能量消耗。咖啡因也能抑制認知功能衰退，降低罹患阿茲海默症的風險。

■ 安全且優質的草飼奶油

奶油咖啡的第二項原料是草飼奶油。就是由不施以抗生素、荷爾蒙，只用草飼育的牛隻生產出來的奶油。

與一般奶油相比，特徵是含有更多不飽和脂肪酸——共軛亞油酸（CLA）。近年的研究指出，共軛亞油酸具有促進脂肪燃燒的效果。

同為不飽和脂肪酸的一種——Omega-3脂肪酸——的含量也較一般奶油豐富。Omega-3脂肪酸具有降低膽固醇，預防動脈硬化、心肌梗塞的效果。也有報告指出，攝取Omega-3脂肪酸後再運動，能加速脂肪的燃燒。

此外，一般奶油中也有的酪酸具有燃燒脂肪、改善腸道環境的作用。

草飼奶油中還包含能維持皮膚與黏膜健康的維生素A、幫助體內吸收鈣的維生素D、去除造成老化或疾病的活性氧的毒素，以及改善血液循環的維生素E、有助維持骨骼健康的維生素K等。

雖然一般奶油也含有這些維生素，不過草飼奶油中的維生素A與E的含量更豐富。

■讓酮體迴路運作的MCT油

奶油咖啡的第三項材料——MCT油，是近年被認為能有效減重而引起話題的油脂。

MCT油是由椰子、棕櫚仁提煉出來的百分百中鏈脂肪酸。中鏈脂肪酸進入人體後會在肝臟迅速轉化成酮體，是很適合用於維持酮體迴路的油脂。此外，也具有減少中性脂肪、提高免疫力的效果。

奶油咖啡就是用這些具有豐富減重、健康效果的材料製作而成。

咖啡帶有卡布奇諾的口感以及甜味，味道極佳，也能視為一般飲品。這樣的「美味」應該也能成為讓人堅持減重的後盾。

以美味的奶油咖啡滿足肚子跟味蕾，邁向理想的體重吧！

PART 2 How to Make Butter Coffee

奶油咖啡的製作方式

就算效果有多顯著，不美味就無法持續。

接下來就讓專門店教你「簡單且美味的食譜」以及創意方法。

一開始就備妥會更方便！

奶油咖啡減重 基本配備

介紹開始進行奶油咖啡減重時，建議先備妥的材料與工具。

有這些就 OK

用三種材料與一個工具就能製作奶油咖啡！

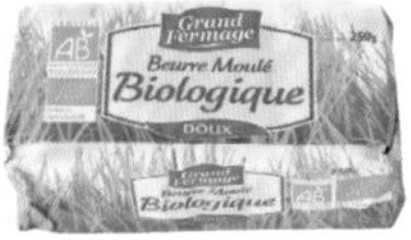

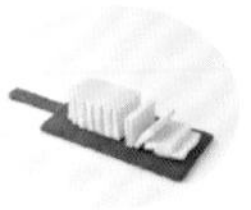

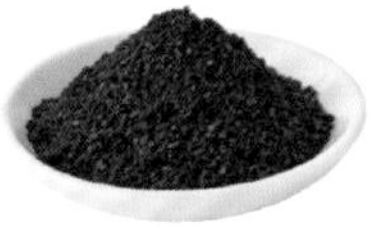

草飼奶油（無鹽）

先切成一杯的分量（15g），方便日後使用

咖啡豆

可以用喜歡的豆子。盡可能選擇淺焙的吧

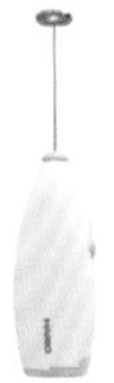

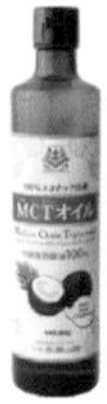

奶泡器

原本是牛奶打泡的工具。只要放入電池、按下開關就能簡單攪拌，是很方便的工具

MCT 油

可以常溫保存。無臭無味，不會影響奶油咖啡的味道

用少少的材料與工具，讓人輕鬆持續！

奶油咖啡用一般無鹽奶油也能製作。一般的奶油也含有能促進脂肪燃燒的不飽和脂肪酸（共軛亞油酸）。不過，還是推薦含更多減重效果成分的草飼奶油。雖然價格較高，不過一開始就把分量買齊，或許就會覺得「都已經買了，就用吧」反而更容易堅持。預先切好每次分量後，用保鮮膜包好冷凍保存，就不會影響味道。

建議選擇淺焙咖啡豆。因為咖啡所含的綠原酸會隨烘焙時間流失。

MCT 油品牌的不同也會讓原

方便的工具

這兩個工具讓每天早上製作奶油咖啡變得簡單！

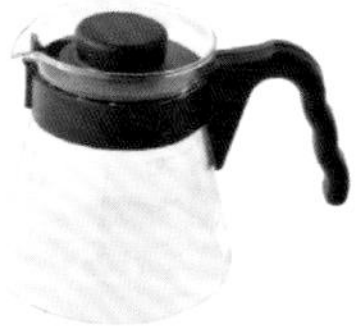

咖啡壺

能萃取咖啡，在壺內加入奶油與MCT油，攪拌後就能完成

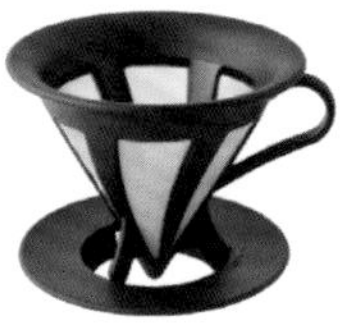

不鏽鋼濾網

不同於濾紙會吸附咖啡的油脂，這款能順利萃取出油脂

✕ 請避免使用果汁機

近年在市面上可以看到能料理湯品的耐熱果汁機。不過，這類商品的耐熱度不同，攪拌時熱咖啡的蒸氣可能讓蓋子飛出造成事故，因此不建議用來製作奶油咖啡。但手持攪拌機則沒有這個問題。

料有些差異。請依照口味或是喝完後身體的狀況選擇喜愛的產品。

此外，MCT油長時間放在塑膠容器中可能會讓容器出現裂痕。建議使用玻璃製的咖啡壺。

使用濾紙過濾咖啡，咖啡的油脂會吸附在濾紙上。近年研究指出，咖啡油脂含有的咖啡豆醇（kahweol）和咖啡醇（cafestol）具有高效抗發炎以及降低罹癌風險的作用。如果用不銹鋼濾網萃取，就能享受到咖啡原有的豐富且濃醇的風味。

奶油咖啡・基本做法

奶油咖啡的作法相當簡單。將全部材料加入萃取後的咖啡中，攪拌後就能完成。剛做好的咖啡奶香味十足。請好好享用這濃郁的風味。

材料（1杯分）

咖啡豆（磨好）⋯⋯15g

草飼奶油⋯⋯15g

MCT油⋯⋯15ml（1大匙）

熱水⋯⋯250ml

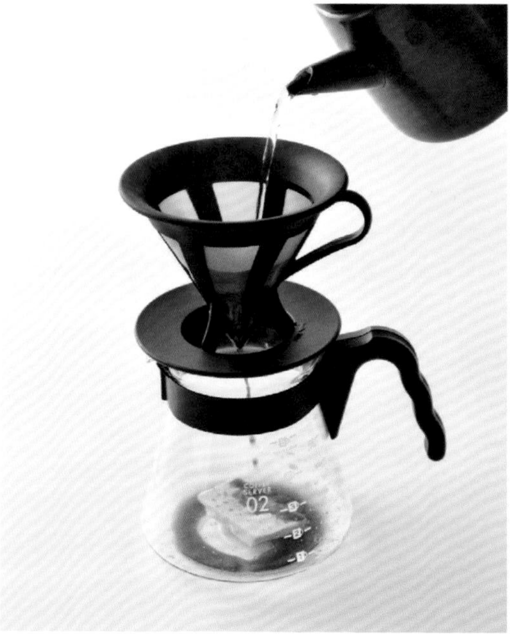

1

製作滴濾咖啡。在咖啡壺中預先放入草飼奶油（用咖啡的熱度融化，可以讓攪拌更輕鬆）。

2

加入 MCT 油後再用奶泡器攪拌。前端不要高過液體表面，緩慢地上下移動，攪拌約30秒。

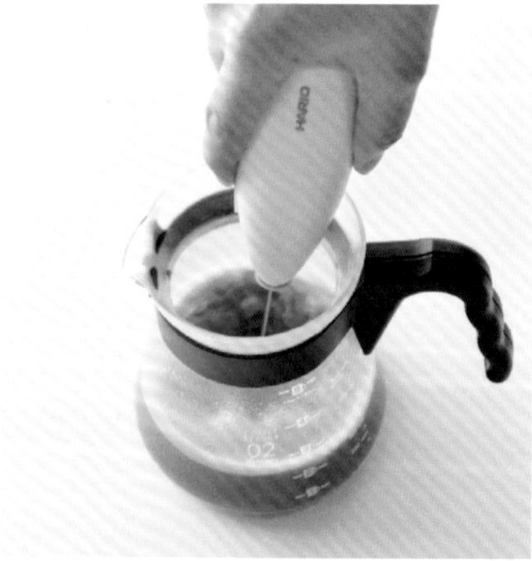

3

當草飼奶油跟 MCT 油乳化完全後就完成了。放太久會導致油脂分離，請盡快飲用。

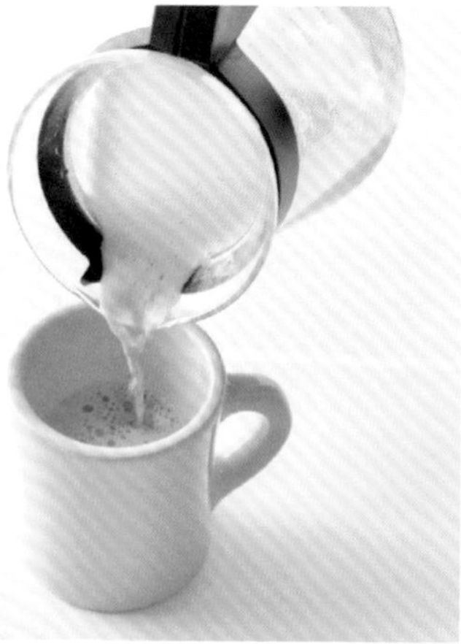

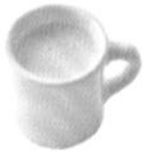

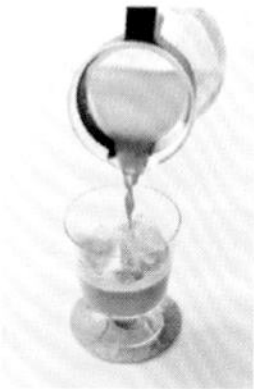

冰奶油咖啡的作法

只要將剛做好的奶油咖啡倒入放了冰塊的玻璃杯中就成了冰奶油咖啡。因為融化的冰會稀釋咖啡，建議提高咖啡濃度。

POINT

因為冰咖啡無法讓奶油、油脂充分混合，所以請先調製熱飲後再加入冰塊吧。

創意食譜01

奶油紅茶

奶油咖啡的創意來自西藏常喝的酥油茶。不能接受咖啡的人，建議嘗試奶油紅茶。

材料（1杯分）

茶葉……4g 

草飼奶油……15g 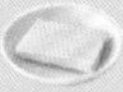

MCT 油……15ml（1大匙） 

熱水……250ml

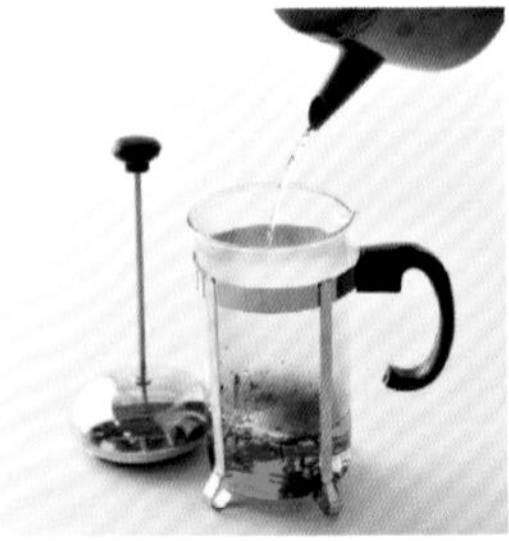

1. 在保溫瓶或是法式濾壓壺中放入茶葉與熱水，浸泡4分鐘。

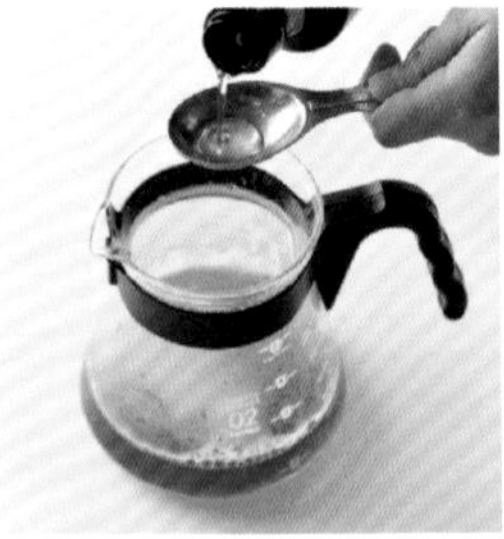

2. 將完成後的紅茶倒入咖啡壺或是杯子中，再加入草飼奶油與 MCT 油。

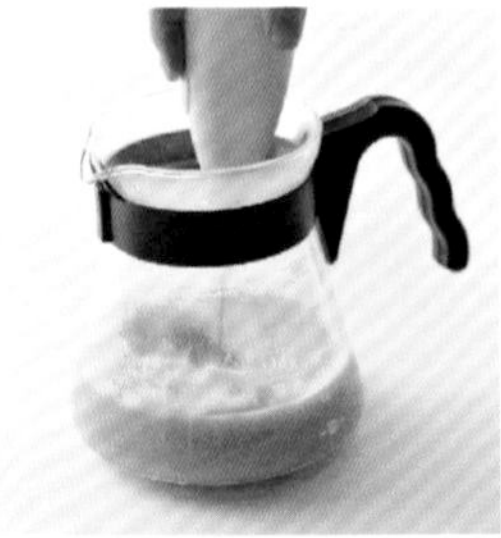

3. 用奶泡器攪拌約 30秒，充分乳化後就完成了。

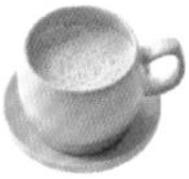

眾所皆知紅茶是可以溫熱身體的飲品。此外，兒茶素等多酚中也含有燃燒脂肪、抗氧化作用等美容功效。與奶油咖啡相比，奶油紅茶的奶油味更強烈。如果不能接受的人，不妨增加茶葉，用較濃厚的紅茶製作吧。

創意食譜 02

奶油可可

熱熱的可可亞，也讓身體跟著暖和。
據說可可亞的苦味成分能驅動自律神經，達到放鬆的效果。
想轉換情緒時，不妨來杯奶油可可。

材料（1杯分）

純可可粉⋯⋯4g（平平的2小匙）×2

草飼奶油⋯⋯15g

MCT油⋯⋯15ml（1大匙）

熱水⋯⋯130ml

如果覺得甜度不夠，可以加入羅漢果代糖（人工甜味劑）⋯依口味添加，約3~4g

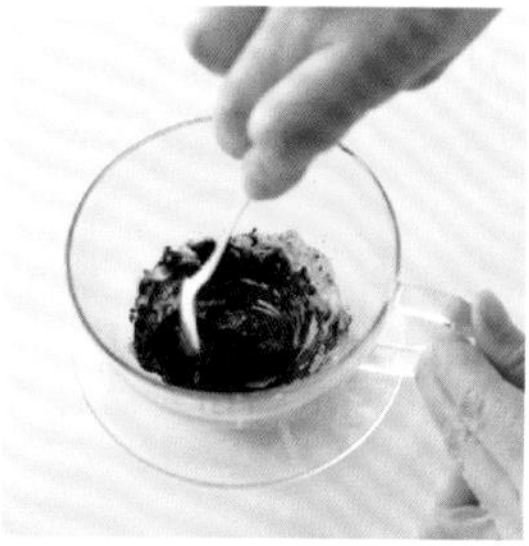

1. 在杯子中加入純可可粉以及少量熱水，用湯匙等確實攪拌到無塊狀。

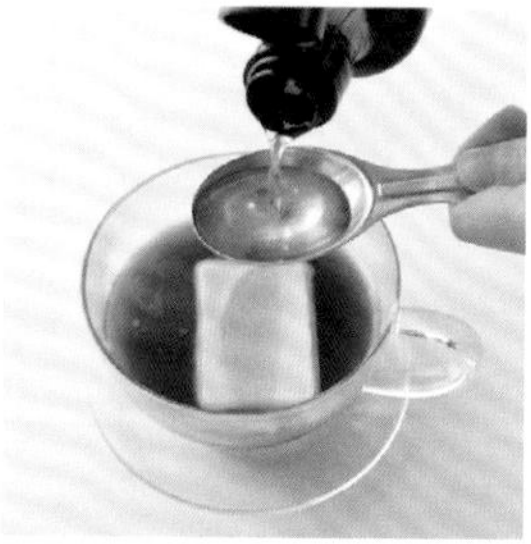

2. 加入剩餘熱水、草飼奶油以及MCT油。

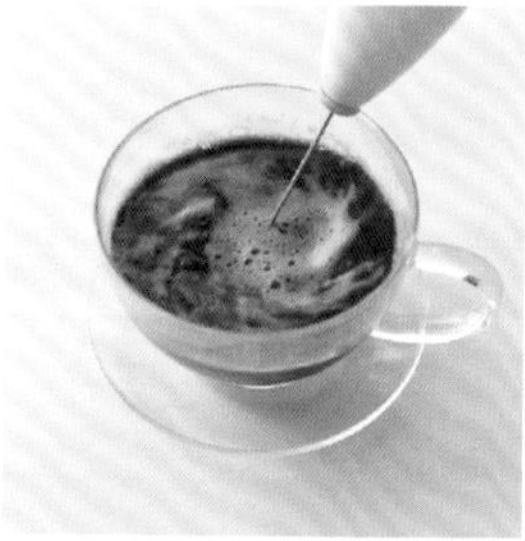

3. 以奶泡器攪拌約30秒，充分乳化後就完成了。

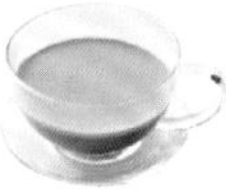

純可可就是百分百可可粉。減重時不適合用砂糖或是脫脂奶粉等調味過的可可粉。

可可含有膳食纖維、鈣、鎂等礦物質。

也推薦依個人喜好加入帶有濃郁風味的可可脂。

奶油抹茶

近年抹茶也使用在拿鐵或是甜點中。奶油抹茶帶有令人驚豔的清爽感。可依個人喜好調整濃度。如果是用綠茶的抹茶粉，請選擇無糖。

材料（1 杯分）

抹茶……約 2g（平平的 1 小匙）
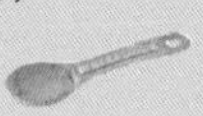

草飼奶油……15g
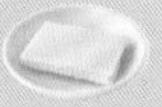

MCT 油……15ml（1 大匙）

熱水……150~200ml

如果覺得甜度不夠，可加入羅漢果代糖（人工甜味劑）……依口味添加，約 3~4g

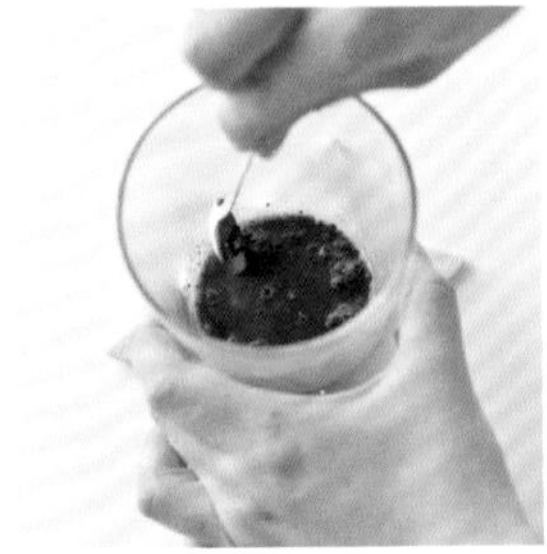

1. 在杯子中加入抹茶以及少量熱水，用湯匙等確實攪拌到無塊狀。

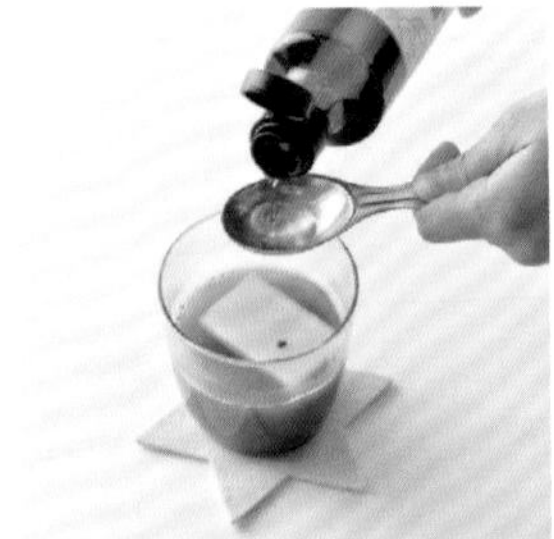

2. 加入剩餘熱水、草飼奶油以及 MCT 油。

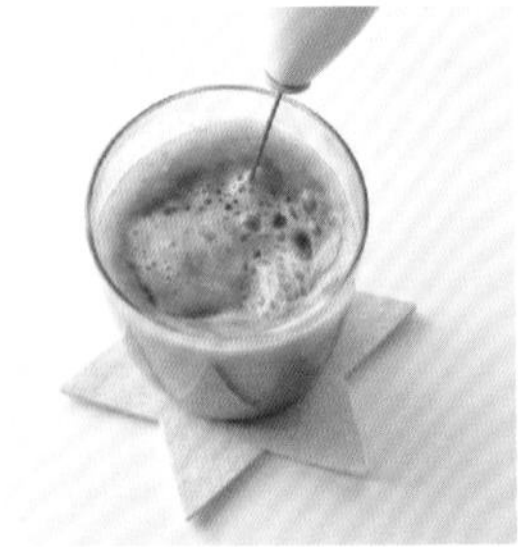

3. 以奶泡器攪拌約 30 秒，充分乳化後就完成了。

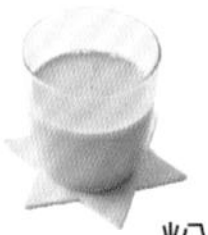

綠茶能促進脂肪燃燒、預防肌膚斑點以及皺紋、提高免疫力等，具有各種美容、健康方面的功效。茶葉磨成粉的抹茶也具有這些效果。

抹茶的咖啡因大約是滴漏式咖啡的一半。請依個人感覺、身體狀態享用奶油抹茶。

■ 享受奶油咖啡！創意原則

奶油咖啡如果增加奶油或是 MCT 油的分量，就不易有飢餓感。如果擔心奶油咖啡減重會帶來飢餓感，請試著增加奶油或是 MCT 油的分量。

不過有些人攝取過多 MCT 油會出現肚子不適、反胃等等的不適感。腸胃狀況不好時，建議還是控制分量吧！

或許有些人會想加入香料。適合奶油咖啡的香料為肉桂、荳蔻；適合奶油可可的是胡椒、薑等。不妨依當天心情，添加喜好的香料吧！

也可以用南非茶、焙茶等取代滴漏式咖啡，享受不同風味。南非茶不含咖啡因，焙茶的咖啡因則是滴漏式咖啡的三分之一左右。難以接受咖啡因的人，或是晚上睡覺前想克制咖啡因時，不妨做些調整。

因為跟紅茶一樣，奶油味會比較強烈，建議可以提高茶葉濃度。

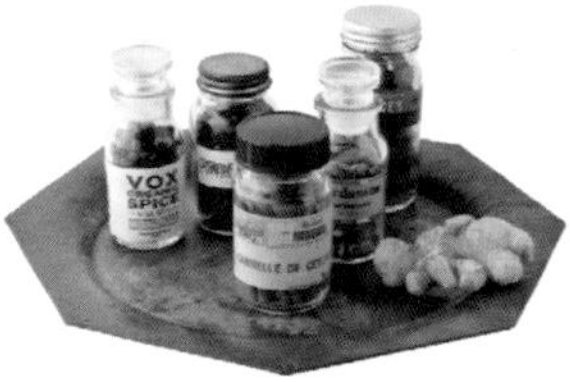

創意食譜　我是這麼樂在其中的！

喝了奶油抹茶跟可可後，也能放棄最愛的拉麵！

32歲・身高164cm

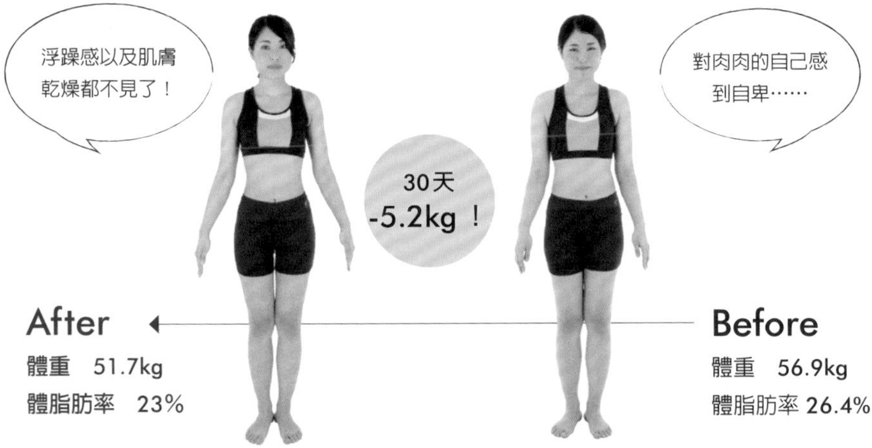

抹茶、可可的效果也很不錯

以前的我是個拉麵狂，每週總會光顧喜歡的店家一至三次。也常常吃披薩、甜食，所以手臂、腳都肉肉的。於是決定挑戰奶油咖啡減重。

第一次嘗試奶油咖啡，沒有我想像中的油膩，就像拿鐵咖啡的感覺。我原本不太能喝咖啡，喝太多就會感到頭痛不舒服，不過不知道為什麼，喝奶油咖啡時不太會有那些不適感。不過，有時候身體還是會覺得不舒服，那種情況我通常會用抹茶或是可可取代咖啡。

起初中餐跟晚餐都正常吃，不過為了展現效果，我完全戒掉最愛的拉麵以及披薩、甜食等。剛開始「想吃」的慾望常常會在腦海中徘徊不去，不過兩週左右，那種慾望就消失了。也多虧喝了奶油咖啡後，五到六小時都不會有飢餓感。

拜這個方法之賜，讓我一個月成功瘦五公斤。腳跟手臂也都甩肉成功，之前的衣服都變得寬鬆。身旁的人雖然擔心我急速瘦身，不過我的身體狀態其實比以前更好了。從早上就精神奕奕，以往中午會覺得想睡，現在也都改善了。

之後雖然也有朋友約吃拉麵，但不知道為什麼，也不再覺得美味。奶油咖啡減重似乎也會讓人改變口味。

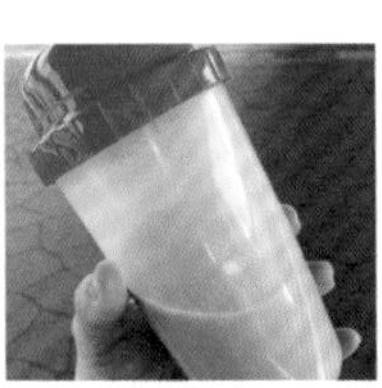

「做好的奶油抹茶放在百圓商店買的義大利麵保存容器中帶著走」

PART 3

Let's Try
Butter
Coffee
Diet

奶油咖啡減重實踐篇

如果要展開奶油咖啡減重，若能留意飲食更能有效瘦身。
接下來會告訴你減重成功案例以及「瘦身祕訣」。

試試看吧！奶油咖啡減重

知道奶油咖啡的作法後，就來挑戰搭配「瘦身飲食」的減重法吧！接下來會介紹輕鬆就能進行的三步驟飲食法。

飲食祕訣 1 搭配減醣飲食效果最好！

奶油咖啡能帶來飽足感，不需忍耐飢餓！

進行奶油咖啡減重時，基本作法是以奶油咖啡取代早餐。奶油與MCT油會讓飽足感維持到中午，拉長不攝取醣類的斷食時間，改善腸道環境、讓身體營造出容易代謝脂肪的狀態。

減醣飲食就是控制飲食的整體醣量。理想的醣量是一餐在二十克以下，不過起初不妨從一餐三十五克左右的醣量開始吧！其實半碗白米飯就有二十八克左右的醣量。

本書所說的奶油咖啡減重法是在中餐、晚餐以循序漸進的方式進行減醣飲食（→38頁）。

起初的步驟可以在中餐、晚餐攝取一定分量的醣類。讓自己不太有一般伴隨減重會出現的「忍耐」或「痛苦」是這種減重法的好處。

早上喝奶油咖啡，中午跟晚上進行減醣

控制含有大量醣類的食材，如麵包、米飯、麵類等等的穀物，是奶油咖啡減重成功的捷徑

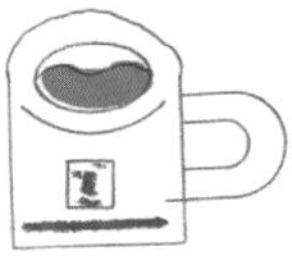

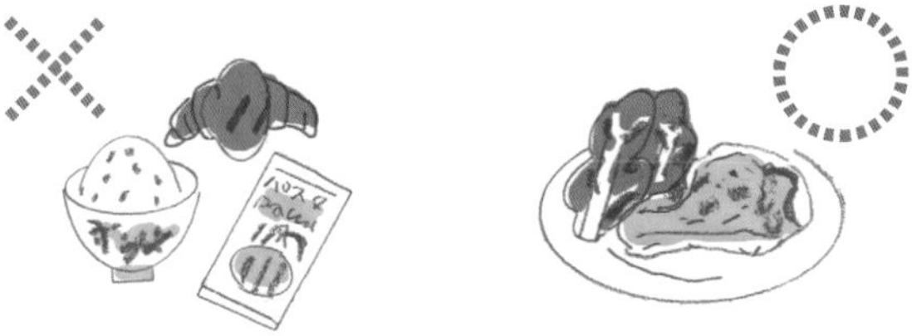

飲食祕訣 2

從零麩質開始吧

控制麩質營造易瘦體質

義大利麵、拉麵、烏龍麵等等的麵類，以及麵包等都是含有麩質的代表性食材。其他還有炸雞塊等等的麵衣、咖哩塊等食材中也含有小麥麩質

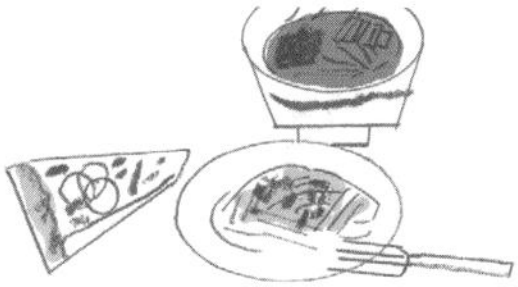

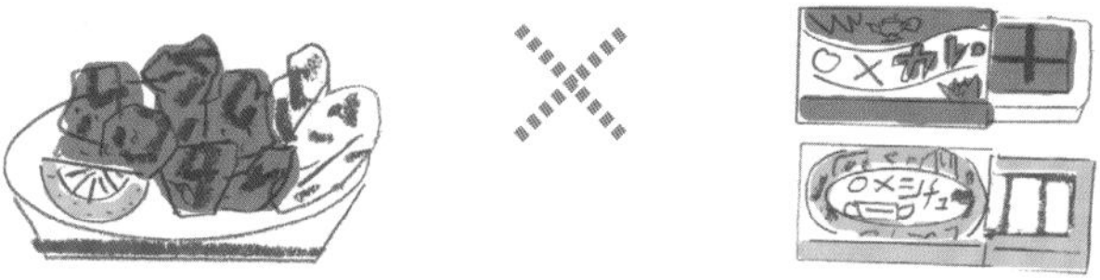

初步階段可以吃米飯 試著只控制小麥吧

「麩質」就是存在於小麥等等的「麥膠蛋白」（Gliadin）、「麥蛋白」（Glutenin）與水結合後產生的一種蛋白質。麵包或是烏龍麵的嚼勁就是來自麩質。

近年歐美的名人、運動員也開始注意不攝取麩質的「零麩質減重法」。對於覺得一開始就得馬上控制醣類而感到卻步的人來說，建議從零麩質開始。

零麩質原本是對麩質過敏的人採用的飲食法。不過，健康者嘗試後卻有減重效果，此外，便祕、腹瀉、頭痛、失眠、水腫、倦怠感、肌膚乾燥、浮躁感等不適也獲得改善，而成為話題。

小麥會讓人越吃越想吃，具有成癮性，大約得經過七十二小時（三天）才會消失，如果戒除麩質，就不會出現想吃的慾望。

此外，麩質中的麥膠蛋白也具有增進食慾的作用。小麥含有的A型支鏈澱粉（amylopectin）會讓血糖值快速上升，促進肥胖荷爾蒙胰島素的分泌。

飲食祕訣 3

輕鬆就能展開的三步驟

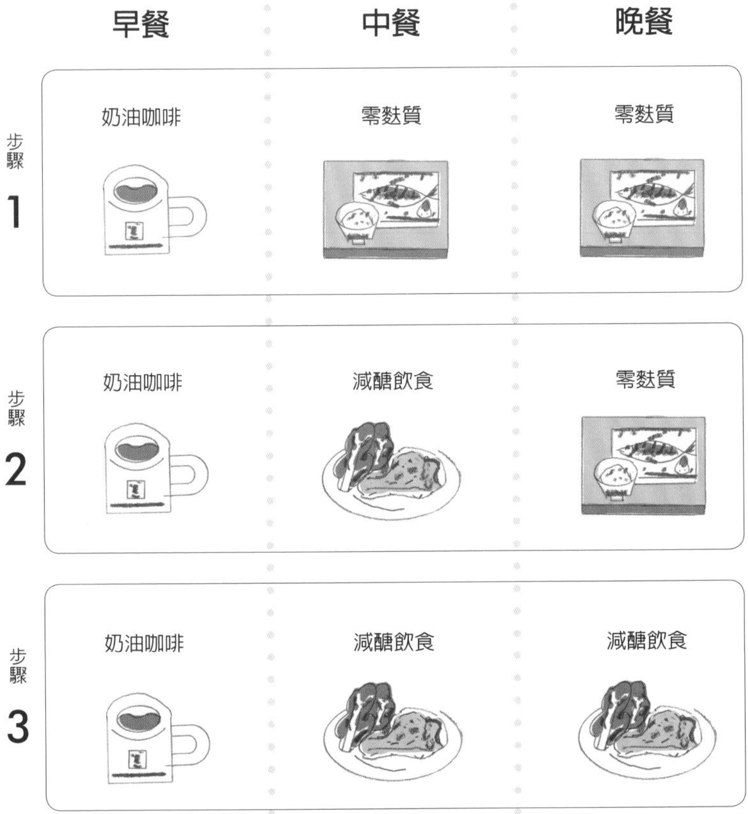
早餐
中餐
晚餐
步驟1
奶油咖啡
零麩質
零麩質
步驟2
奶油咖啡
減醣飲食
零麩質
步驟3
奶油咖啡
減醣飲食
減醣飲食

瞭解對奶油咖啡減重有效的基本飲食後，接下來要介紹入門者也能輕鬆持續的三步驟。

首先是步驟1。早餐以奶油咖啡取代。中餐、晚餐只要留意選擇零麩質的簡單作法。不含麩質的醣類可以正常攝取。

習慣步驟1之後，接下來將中餐的醣類控制在三十五克以下。晚餐還是可以吃不含麩質的醣類，滿足口腹之慾的同時又能減重。

想進一步減重的人，請邁入步驟3吧！早餐是奶油咖啡，中餐和晚餐的醣類都控制在二十克以下，如此一來，短時間就會有令人驚豔的效果。

飲食祕訣

4

令人高興的重點！晚上可以攝取少量醣類

可以將吃了就想睡的醣類移至晚上

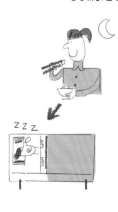

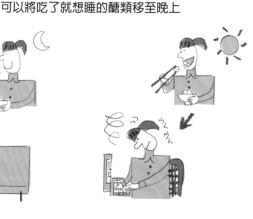

奶油咖啡減重在步驟2之前，晚上都能好好地進食。進入步驟3之後，就算攝取少量米飯（穀物）、水果，也不會影響減重效果。

或許會有人感到不安，覺得：「晚上吃飯不是會胖嗎？」的確有些人主張「只要晚上不吃或是減少飯量」的減重最具效果。

不過，其實也有研究報告指出，與其早上攝取碳水化合物（醣類），改成晚上攝取反而容易瘦。

此外，名為血清素的神經傳達物質跟人的睡眠、精神穩定息息相關。而這個血清素的生成與醣類有關。為了促進血清素分泌，維持放鬆狀態且有良好的睡眠品質，晚餐多少攝取一些醣類會比較好。如果是少量，睡眠時血液中的葡萄糖（醣類）會透過腦部活動而消耗掉。

減醣期間如果攝取醣類，血糖值升高後又會快速下降，導致出現無力或是想睡等不適狀態。不過，晚餐攝取些醣類再就寢就不會有那些不適感。

因此，在晚餐可以吃半碗米飯，攝取些許醣類。不過，如果出現了，睡眠還是無法消除疲勞、睡眠中斷等情況，就表示攝取過多醣類。

積極攝取的食材、避開的食材

從醣量的角度選擇食材

進行奶油咖啡減重的基本就是控制午餐跟晚餐的醣量。

如同36頁所說的，奶油咖啡減重的理想減醣飲食是，每餐醣量在二十克以下。不過，只控制醣量會讓身體能量不足。

所以請以奶油咖啡為主，不要讓取代體內醣類（葡萄糖）的能量來源的脂質（酮體）不足吧！也要確實攝取肌肉、血液等身體組織來源的蛋白質。

此外，也要有意識地攝取蔬菜，因為蔬菜含有可調節身體功能的維生素、礦物質，以及讓排便順暢的膳食纖維。

積極攝取的食材

大豆・大豆製品

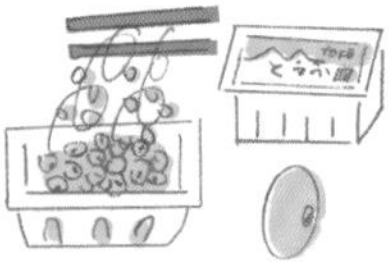

納豆、豆腐等富含植物性蛋白質，且低醣

肉・魚・蛋

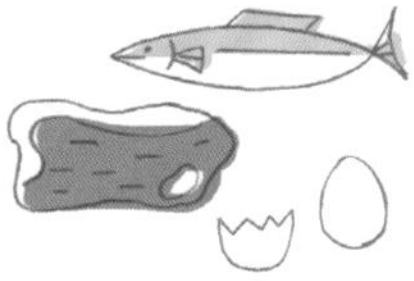

確實攝取這些動物性蛋白質就能讓酮體迴路運作

低醣蔬菜

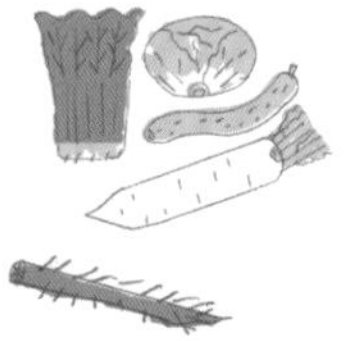

其中以葉菜類的含醣量較少。可補充維生素跟礦物質

菇類

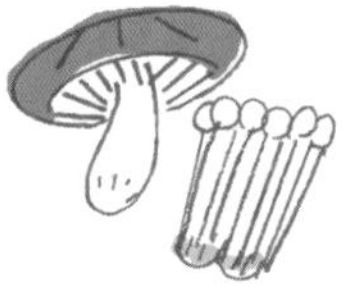

富含膳食纖維、礦物質

海藻類

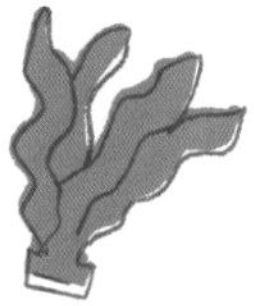

富含膳食纖維，能協助消化蛋白質

需留意攝取量的食材

高醣的蔬菜

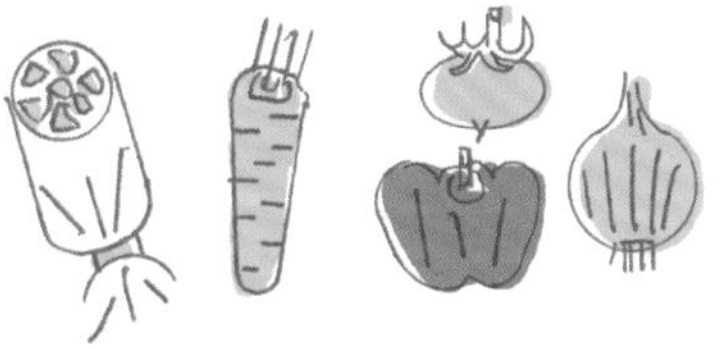

番茄、南瓜、洋蔥、蓮藕、胡蘿蔔等
蔬菜所含的醣類偏高

薯類

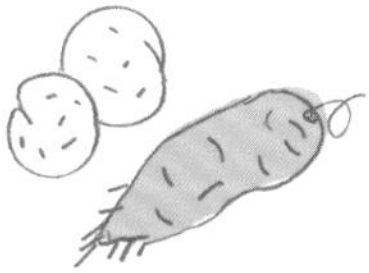

富含膳食纖維跟礦物質，
但醣量偏高

種子類

低醣富含礦物質，適合當零嘴少量攝取

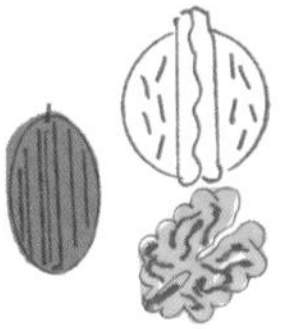

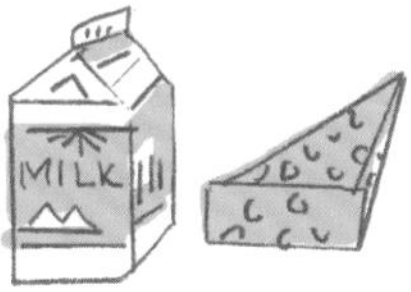

牛乳、乳製品

高蛋白質但含有乳糖，酪蛋白也具有增進食慾的效果

需避免的食材

零食類

幾乎都是醣類，建議用堅果類取代

小麥製品

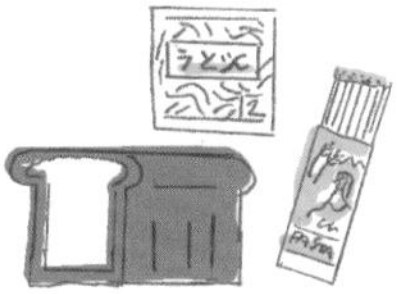

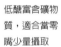

除了高醣，麥膠蛋白也具有增進食慾的效果

穀類

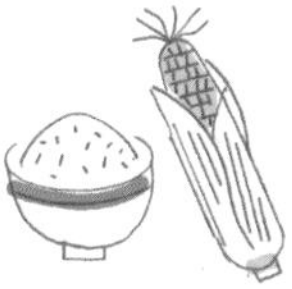

主食是高醣的代表。如果要攝取，建議選擇晚餐且少量

水果

建議選擇莓果類等含醣量較少的水果

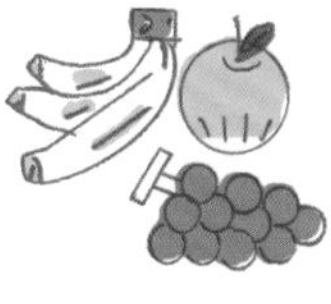

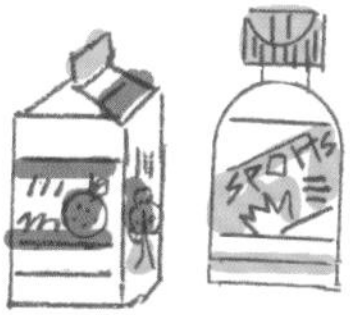

飲料類

有些一瓶就含有 20 包糖包（3g）以上的糖量

成功案例 1

從「一日一餐生活」到盡情吃也能減七公斤

Before

76.0kg

嘗試控制醣類、斷食等等，但都復胖……

After

68.6kg

身體有了線條，也不容易感冒！

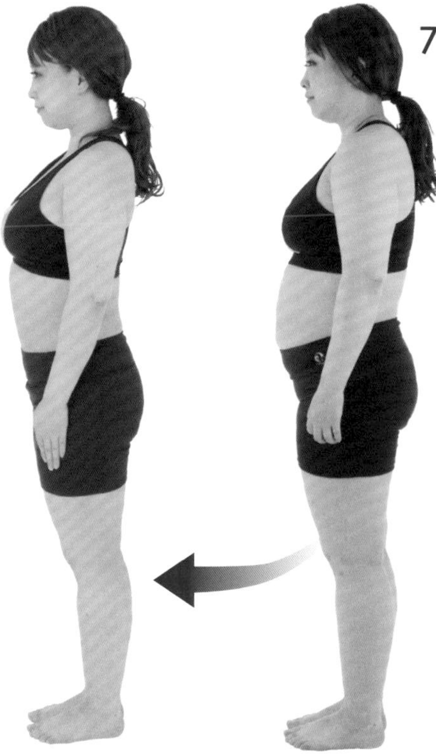

T小姐 36歲 162cm

牛仔褲小了一個尺寸 身體狀況也變好

以前曾用自己的方式做奶油咖啡，但是又油又不好喝。

不過這次確實攪拌後做出來的咖啡奶香味十足，真的讓我很驚豔。就連偏愛黑咖啡的我，也愛上奶油咖啡了。用可可跟羅漢果代糖的創意版也很美味。

之前嘗試減醣跟斷食，雖然瘦下

T小姐 39天的體重變化

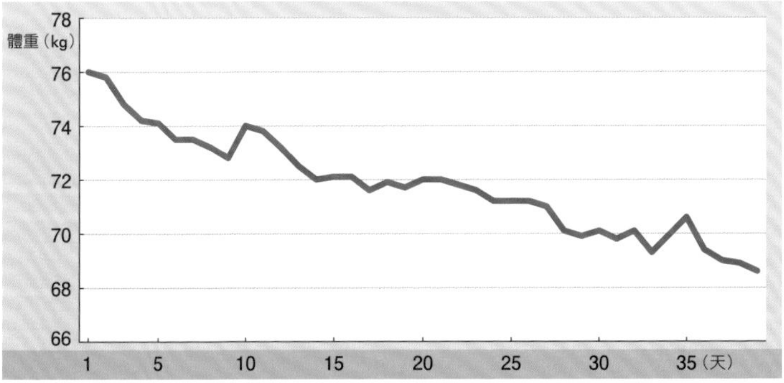

七～八公斤，但一停止就復胖。甚至比減重前胖了十公斤。加上限制又多，讓我有減重＝痛苦的感覺。

不過，奶油咖啡減重在飲食上卻只要留意蔬菜跟蛋白質的量。因為能吃很多，所以容易堅持。

不過，原本一天只有吃晚餐的習慣，起初在早上喝奶油咖啡時，肚子會咕嚕咕嚕作響，反而增加飢餓感。但是習慣後就不再出現飢餓感了。

中午會吃無添加的杏仁、沙拉。晚餐則以水煮雞胸肉跟高麗菜為主。奶油起司會讓我有滿足感，所以我很喜歡。

結果一個月就減了七公斤。沒有運動就瘦這麼多，真的讓我很驚訝。牛仔褲也少了一個尺寸。

腹部也都消下去了。以前側躺睡覺時，下腹部都會跑出來，現在已經不明顯了。

此外，胸部罩杯沒有變，只有下胸圍減少，所以讓身體線條更明顯了。

也變得不會感冒。我原本是容易感冒的體質，以前開始減重時，身體總會出狀況。不過，這次卻完全沒有這個問題。就連生理痛也較緩和，止痛藥的量比以往少了。

讓我最高興的莫過於無需勉強就能健康瘦身。

T小姐奶油咖啡減重的菜單

奶油咖啡	奶油咖啡	奶油咖啡	早
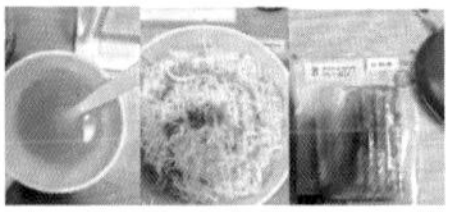 杏仁 10顆、 高麗菜沙拉、培根、 味噌湯	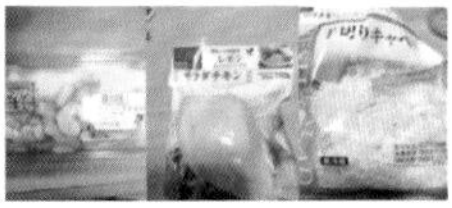 水煮蝦、 水煮雞胸肉、 高麗菜	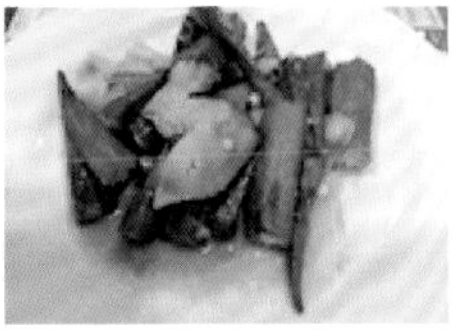 烤秋葵培根	中
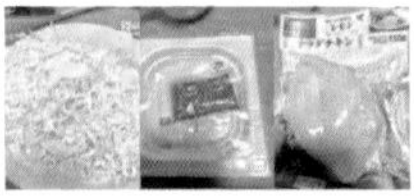 高麗菜沙拉、 納豆、 水煮雞胸肉	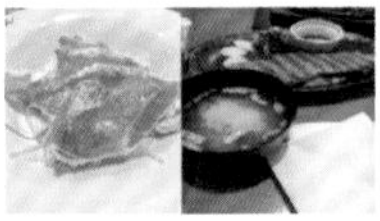 生火腿沙拉、 沙朗牛排（160g）、 味噌湯	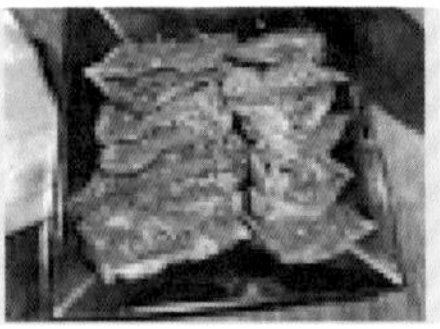 燒肉	晚

管理營養師的**建議**

即使以超商食品為主，還是有意識地攝取蔬菜，也把納豆的調味改成醬油，塔塔醬也是自己做，在調味料也費了苦心減醣，真的很棒。

成功案例 2

起初二、三天減二公斤↓一個月減九公斤！

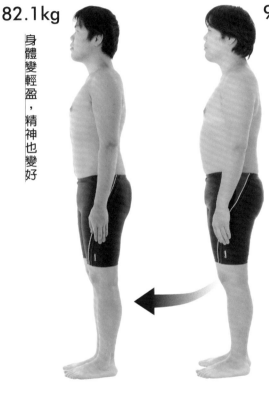

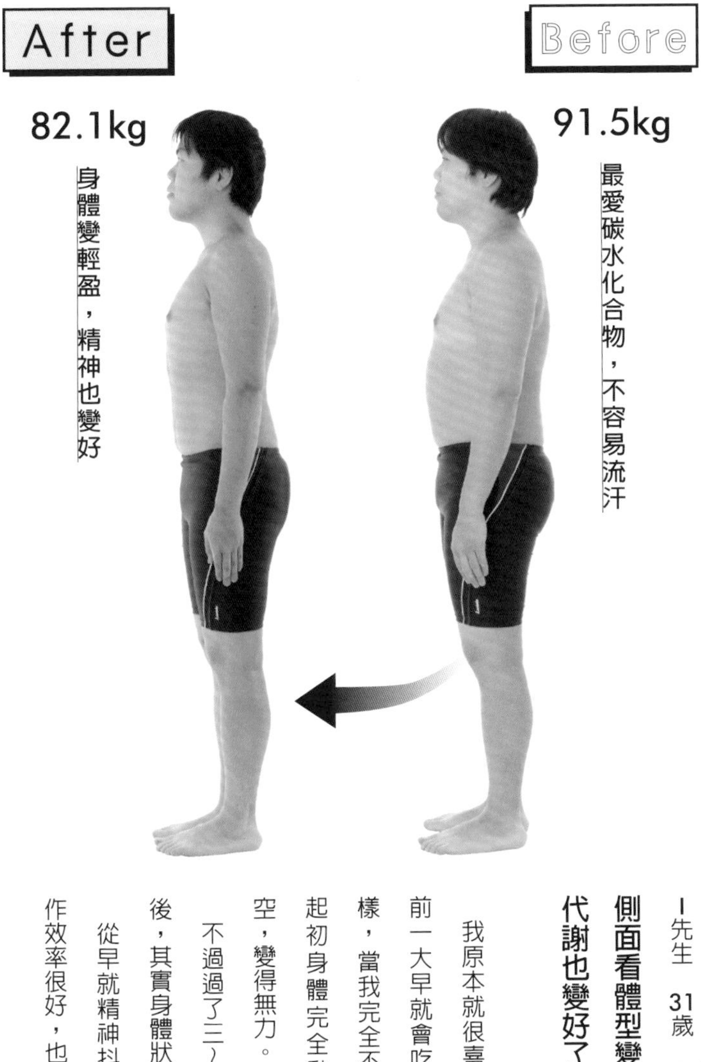

Before
91.5kg
最愛碳水化合物，不容易流汗
After
82.1kg
身體變輕盈，精神也變好

I先生 31歲 174cm

側面看體型變窄
代謝也變好了

我原本就很喜歡碳水化合物，以前一大早就會吃蓋飯。或許因為這樣，當我完全不碰碳水化合物時，起初身體完全動不了，腦袋也放空，變得無力。

不過過了三~四天，當身體習慣後，其實身體狀況變更好了。

從早就精神抖擻，白天身體的運作效率很好，也能專心工作。

I先生26天的體重變化

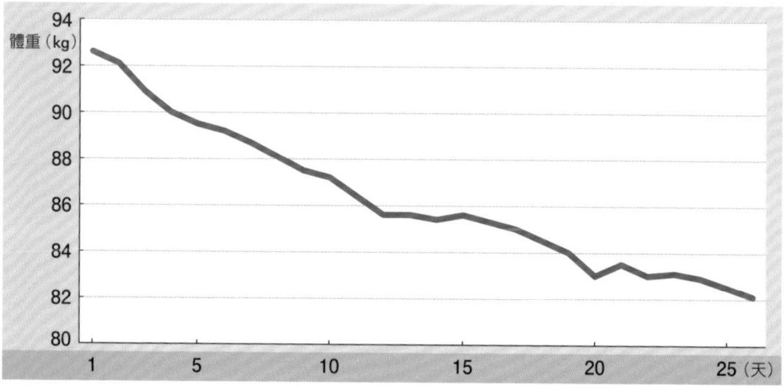

我很喜歡奶油咖啡，比之前常喝的罐裝咖啡順口。喝完後會覺得飽足，沒有飢餓感。

剛開始二～三天就瘦了二公斤，讓我為之振奮，所以不覺得難以堅持。

飲食方面，起初不知道要吃什麼，但後來發現其實要做鍋物或是拌炒都很簡單。這兩種料理都可以吃到很多肉、蔬菜。

拌炒的調味，剛開始只用鹽跟胡椒，但後來覺得膩了，所以改用咖哩粉調味。

居酒屋的菜單上，像是烤魚、涼拌豆腐、烤雞等，其實可以吃的東西很多，有點讓我意外。所以跟友人一起外食也不覺得痛苦。

或許跟飲食量減少有關，每日排便量也變少了。不過，也不會覺得不舒服。

原本的體重九十一公斤，只花三個月就變成八十二公斤。鏡子中自己的側面比以前窄很多，衣服的尺寸也不一樣了。

以前不太流汗讓我覺得有點困擾，或許體質改變，讓代謝變好，我變得比較會流汗。開始進行奶油咖啡減重時是冬天，我只是打掃房間就揮汗如雨，讓我感到不可思議。

現在雖然有吃白飯，但一碗的分量就讓我覺得滿足了。

以前也喜歡可樂，但是現在覺得氣泡水比較好喝。

I先生奶油咖啡減重的菜單

奶油咖啡 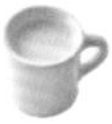	奶油咖啡 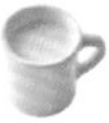	奶油咖啡 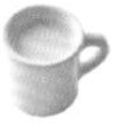	早
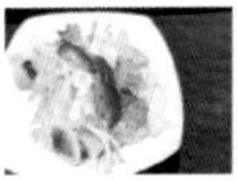 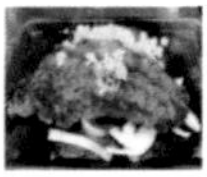 沙拉、沙朗牛排（200g）	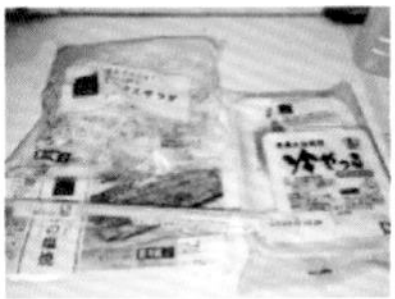 沙拉、涼拌豆腐、鹽烤鯖魚	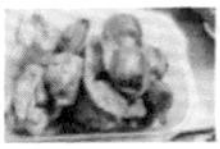 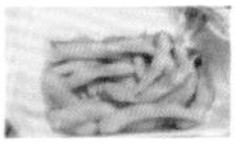 雞腿肉（200g）、雞肝（160g）、毛豆	中
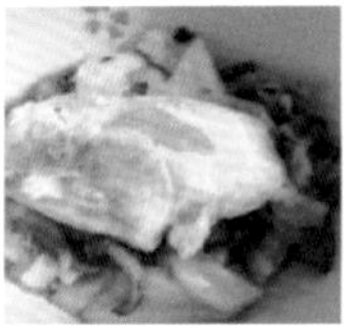 咖哩風味炒蔬菜、荷包蛋	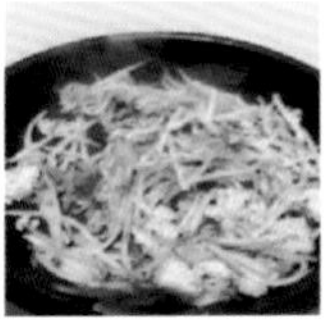 豆芽菜油豆腐炒蛋	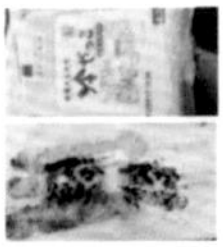 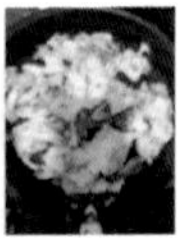 涼拌豆腐、烤雞（3串）、蔬菜炒舞菇	晚

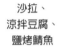

管理營養師的**建議**

原本就經常外食，自己煮的話，炒時蔬會加咖哩粉等等，努力增加變化，這也是讓自己堅持下去的祕訣。

成功案例
3

備好減醣副菜輕鬆減下七公斤

Before
79.2kg
停不了最愛的甜食

After
72.0kg
味覺改變，痘痘也不見了

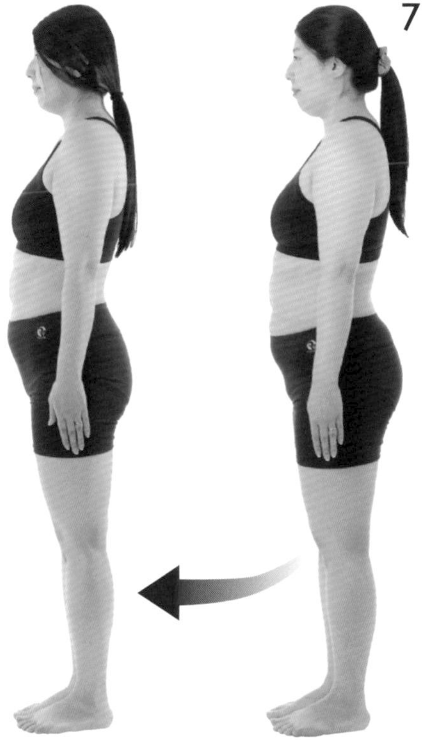

F小姐 40歲 168cm

下巴線條變明顯 也改變穿著

原本喜歡麵類跟甜食。一整天常常吃著大福或是巧克力。之前嘗試過蘋果減重等等極端的減重法，不僅辛苦，一停下來還馬上復胖。

不過，奶油咖啡減重可以吃肉，讓我覺得很滿足。剛開始因為不能吃甜食而覺得痛苦，但一星期左右就習慣了。

F小姐26天的體重變化

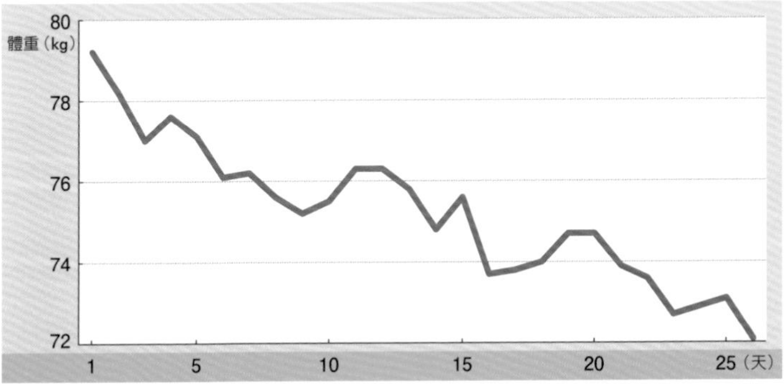

奶油咖啡就像拿鐵咖啡的味道，比想像中好喝多了。

如果是外食，不僅可以單點副菜，其實也有很多店家提供減醣餐，用豆腐、蔬菜取代米飯，所以很方便。

自己準備餐點時，會一次準備多一點副菜備用，為了避免吃膩，會盡量讓每餐的菜色豐富一些。

家人也幫忙許多，像我女兒就會幫忙想菜單，其實讓我很高興。

做漢堡排時，會用醣量較少的長蔥或是高麗菜芯等等取代洋蔥，也增加了料理的變化。

持續一個月後，目前體重七十二公斤。腰線出來了，臀部也變小了。

以前總是穿蓋住體型的寬鬆單色服裝，最近也挑戰年輕人的人氣穿法，把上衣紮進褲子裡。

下巴的線條也變明顯，不再需要用頭髮遮掩，所以最近也想把頭髮剪短，享受清爽的短髮造型。

目前的食量大約是原本的三分之二至二分之一。味覺也改變了，現在吃得出來當令蔬菜的美味。當發現越冬高麗菜的鮮甜時，真的讓我感到不可置信。

不僅痘痘不見，身旁的人都說我皮膚變好了，就連睡眠品質也變好了。

F小姐奶油咖啡減重的菜單

早	奶油咖啡 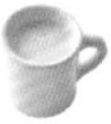	奶油咖啡 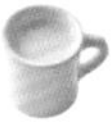	奶油咖啡 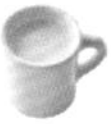
中	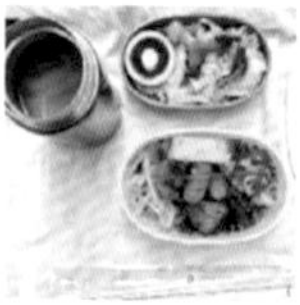 沙拉、韓式涼拌豆芽蔥絲、豬肉丸、香腸、蛋捲、日式涼拌青椒鮪魚	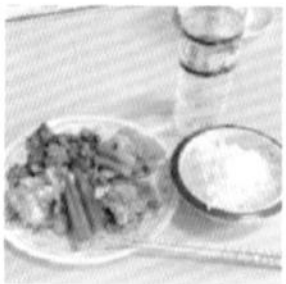 汆燙秋葵、日式涼拌青椒鮪魚、燉煮蜂斗菜與蒟蒻、高麗菜絲	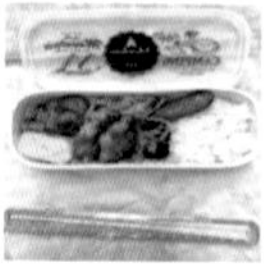 蛋捲、鹽蔥雞、豆腐漢堡排、香腸、油菜花拌黃芥末
晚	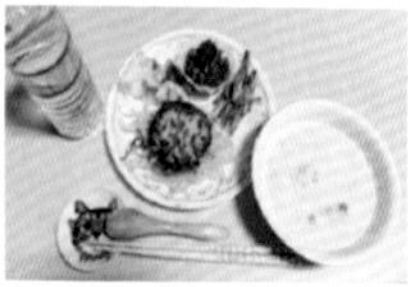 奶油炒菠菜、金平牛蒡、蛋捲、豬肉丸、豆漿濃湯	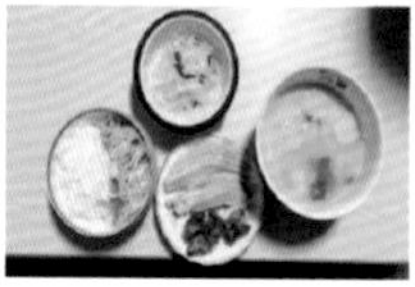 沙拉、韓式涼拌豆芽蔥絲、煙燻雞肉、滷雞肝、味噌湯	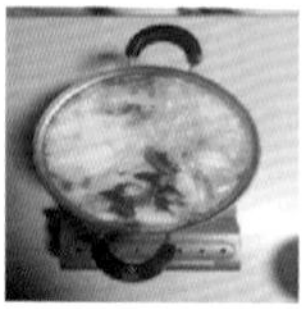 雞肉鍋（白菜、蔥、鴻喜菇、杏鮑菇、油豆腐、豆腐、雞翅）

管理營養師的**建議**

是為了家中正值食慾旺盛的孩子所構思的餐點，不過日式滷味的甜味也努力換成羅漢果代糖。也攝取大量蔬菜，是很理想的均衡飲食。

成功案例

4

第五天就減四公斤，改善血壓！

S先生　40歲　165cm

選用優質食材，無壓力減重
血壓也降下來了

Before

69.6kg

一天只吃一餐，卻吃大量米飯或麵食

After

62.7kg

吃一碗飯就滿足。一早就精神抖擻，身體也變輕盈

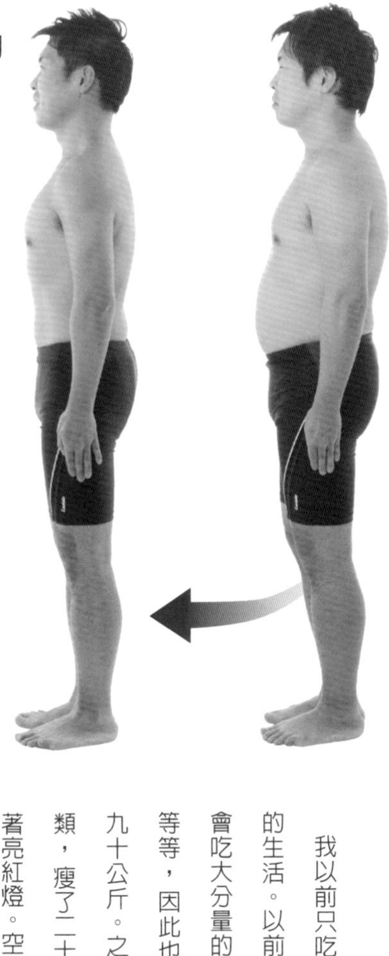

我以前只吃晚餐，過著一天一餐的生活。以前從事勞力工作，所以會吃大分量的蓋飯、咖哩飯、麵食等等，因此也讓我的體重增加至近九十公斤。之後控制餐點熱量、醣類，瘦了二十公斤，不過健康也跟著亮紅燈。空腹時常常會感到胃痛。

進行奶油咖啡減重時，想著忍耐一個月不碰最愛的拉麵試試看，所

S先生28天的體重變化

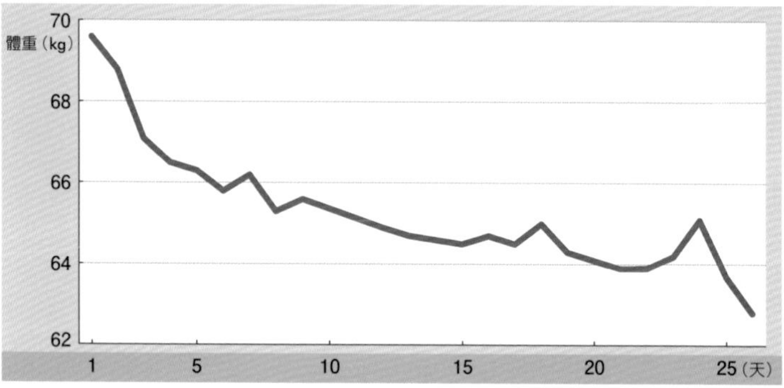

以一開始就幾乎沒攝取醣類。

第一個星期，因為不能吃米飯、麵食等等的碳水化合物，讓我覺得很痛苦。之所以能堅持下去，或許是因為選用地雞或是國產牛等優質食材，以不感到壓力為前提，花點心思製作餐點。

因為第五天就輕鬆地瘦了四公斤，讓我為之振奮。

此外，我也每天去菜市場，用營養成分表確認醣類分量，讓自己知道「如果吃了這個就會胖」。

準備豐富的副菜分量、數量也是能堅持下去的理由。

奶油咖啡本身的味道就像沒加糖的咖啡歐蕾，所以也很好入口。也會自己做豆渣蛋糕等等，雖然得花點心思，但也享受烹調的樂趣。

奶油咖啡減重讓我健康的瘦下來。現在體重減少，身體變輕盈，整個體型也小了一號。

此外，從早上精神就很好。之前有時白天會覺得想睡，現在則沒有那個問題了。

我現在也是每天喝奶油咖啡。雖然開始攝取些許碳水化合物，但是大約半碗飯左右的分量就讓我覺得滿足了。

血壓也降了。之前收縮壓是160mmHg，舒張壓是120mmHg，現在也分別降到140mmHg跟80mmHg。

S 先生奶油咖啡減重的菜單

奶油咖啡 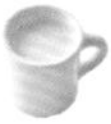	奶油咖啡 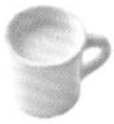	奶油咖啡 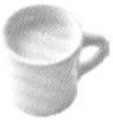	早
無	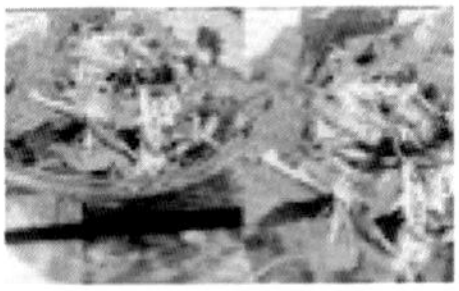 蒸雞肉、 蝦、 培根沙拉	無	中
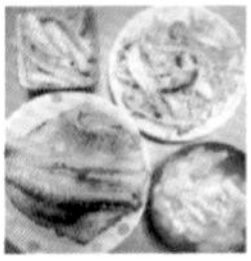 帆鰭魚一夜干、 香煎杏鮑菇佐豆芽、 味噌竹筍、味噌湯	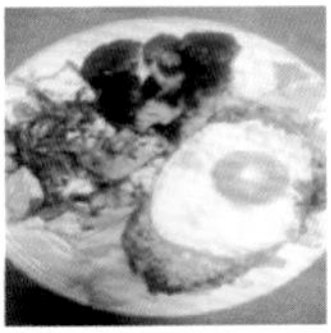 雞肉豆腐漢堡排佐荷包蛋、香煎豆苗油豆腐、 汆燙花椰菜	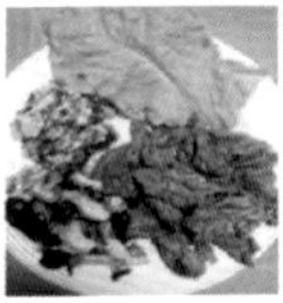 鹽烤牛腿肉（250g）、 香煎秀珍菇、 日式鮪魚拌菠菜	晚

管理營養師的**建議**

基於個人生活型態，為了避免中午不吃導致肌肉量降低，晚上有確實補充蛋白質，這點相當值得讚許。

成功案例

5

離不開飲料→用加了羅漢果代糖的奶油紅茶瘦下來

K小姐 30歲 170cm

變得容易控制體重。情緒也穩定了

Before

69.4kg

精神不濟、肌膚容易乾燥

After

65.6kg

吃完中餐不會想睡，乾燥肌膚也獲得改善

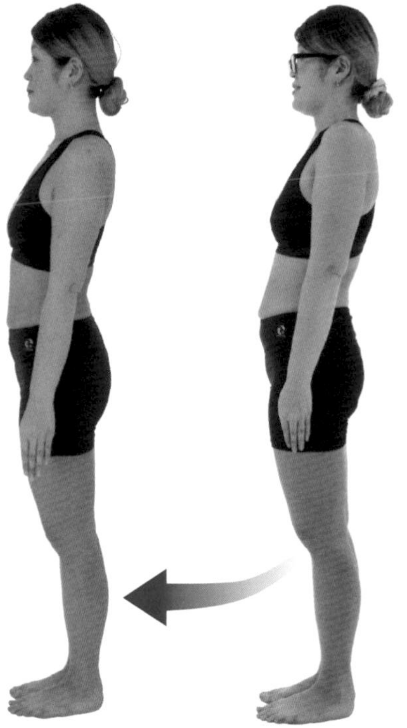

我平常不喝咖啡，喜歡喝甜甜的飲料，所以濃郁奶香的奶油咖啡並不合我口味。所以我每天早上喝的是用紅茶做基底，再用羅漢果代糖增加甜度的創意版本。

雖然原本喜歡飲料，每晚都會喝可樂，後來早上改喝甜甜的奶油紅茶，晚上又有吃點水果，所以也不覺得難受。

K小姐29天的體重變化

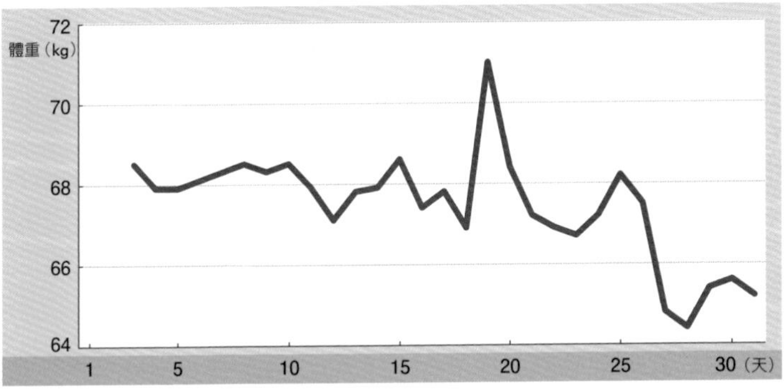

很早就要工作，所以奶油紅茶是在早上六點喝的。十點左右就覺得有點餓，這時會吃點杏仁、小魚乾。不過，兩週之後就不再出現這樣的飢餓感。

飲食方面，意外發現水煮蛋能帶來飽足感。此外，這種減重法可以大啖其他減重法通常列為禁止的肉類，這也讓我覺得很棒。

完全戒除麵粉製品。外食時也會把炸物的麵衣剝掉。起初會非常想吃拉麵，不過那種感覺也在兩週左右就完全消失。另外，剛開始一到兩天有便祕症狀，但飲食增加蔬菜量之後也馬上獲得改善。

兩個月下來真的覺得臀部變小了，可以穿上之前覺得很緊的牛仔褲。旁人也都驚嘆地說：「你變瘦了耶！」

早上精神變好了，午餐過後就算不午睡，狀態依舊很好。也改善肌膚乾燥的問題，不再需要頻繁地塗塗抹抹預防乾燥的乳液。

此外，或許情緒比較穩定，最近也不太會跟男友發生爭執。現在換成需要活動身體的工作，所以每天會吃兩餐，也都會吃主食。不過體重大約維持在六十六公斤，沒有復胖。

吃零食雖然會讓體重增加，不過如果隔天進行減醣就會立刻回到原本的體重。自己能控制體重，真的讓我很高興。

K 小姐奶油咖啡減重的菜單

奶油咖啡	奶油咖啡	奶油咖啡	早
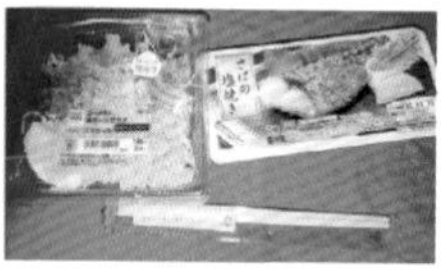 鹽烤鯖魚、沙拉	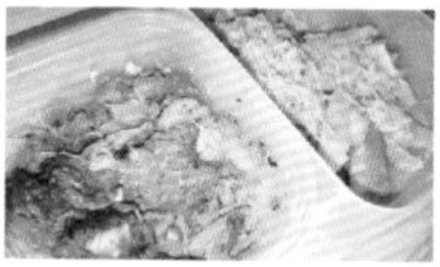 泡菜炒牛肉	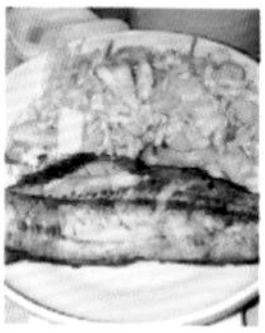 高麗菜白蘿蔔沙拉、鹽烤花魚	中
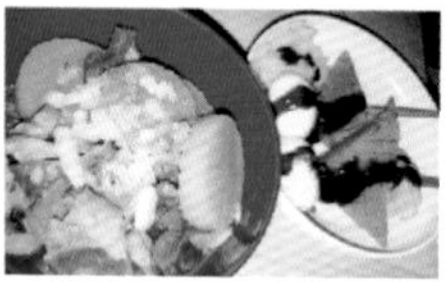 燉牛筋、味噌風味關東煮	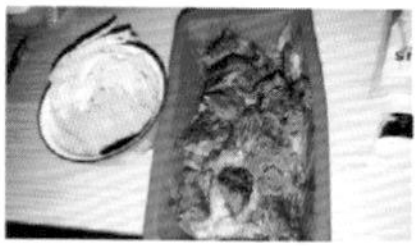 炒蒟蒻絲、肉、橘子	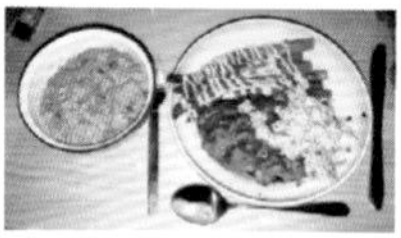 豆腐炒蛋、滑蛋雞肉、汆燙綠蘆筍	晚

管理營養師的**建議**

原本就喜歡甜點，所以會花心思用些許橘子、無添加的杏仁、小魚乾等等代替，滿足口腹之慾，這點很棒。

成功案例
6

腹部周圍減少二十公分，衣服的尺寸4L→L

Before

100.4kg

喜歡米飯、酒、油炸零食

After

87.6kg

就算食量減少3成也不覺得餓

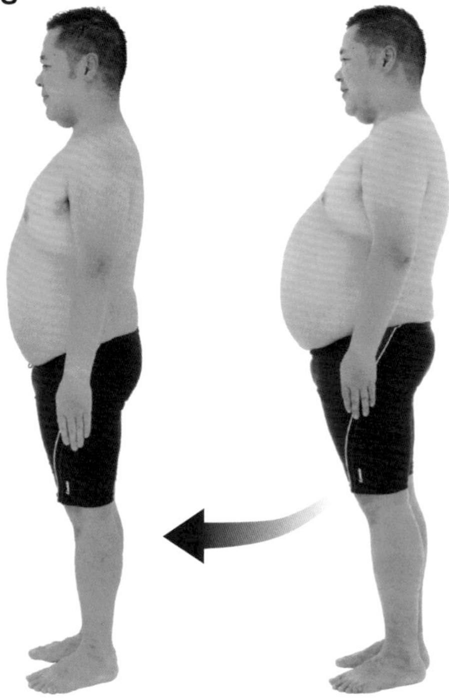

S先生 40歲 168cm

盡情吃牛排、燒肉也能變瘦

我很喜歡吃。以前對想吃的零食、酒、碳酸飲料等，全都盡情地吃。回家時常常會先到超商買些油炸零食、泡芙再回家。

奶油咖啡減重只有甜食需要禁止，其他像是燒肉、牛排等，還是能吃很多自已喜歡的東西。

也因為這樣，讓我在毫無壓力的情況堅持下去。

S先生43天的體重變化

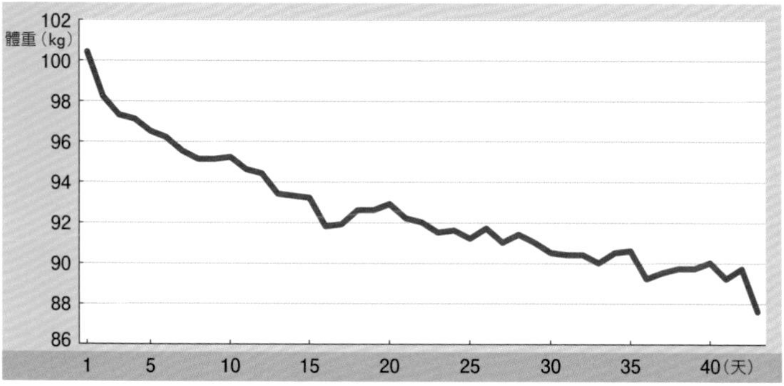

只要喝一杯奶油咖啡，大約四到五小時都不會有飢餓感。我常常是用奶油咖啡取代早餐跟中餐，一天喝兩杯。

早上會做兩杯，中午的部分會放在保溫瓶帶去公司。

持續喝一個半月後，讓我腹部減少二十公分以上，目前體重是八十七．六公斤。

原本**4L**的西裝，現在已經能穿**L**了。同事們也都說我變瘦了。

白天也不再想睡或是感到無力，身體狀態很好。變瘦也讓身體變得輕盈、清爽、輕鬆。

此外，味覺也變敏銳了。變得喜歡吃沙拉，但是覺得市售沙拉醬的味道都太濃了。

或許跟食量減少有關，每天的排便量也跟著減少。不過不會覺得腹脹不舒服。

目前早上還是持續飲用奶油咖啡。

雖然現在有攝取碳水化合物，不過跟以前相比，分量減少三成。最愛的米飯也只要半碗就覺得滿足了。

有時還是會吃點巧克力、冰淇淋等甜食，但只要之後控制醣量，體重也不會出現什麼變化。

我很享受每天看到體重逐漸下滑的感覺。

S 先生奶油咖啡減重的菜單

奶油咖啡 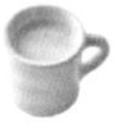	奶油咖啡 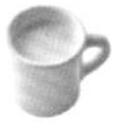	奶油咖啡 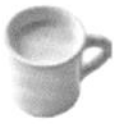	早
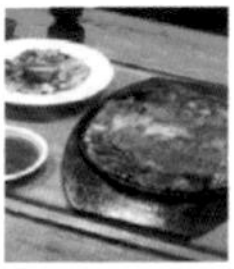 嫩肩里肌排（300g）、蔬菜沙拉	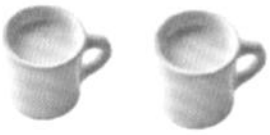 奶油咖啡 2 杯	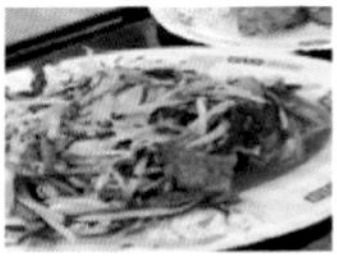 韭菜炒豬肝、炸雞塊	中
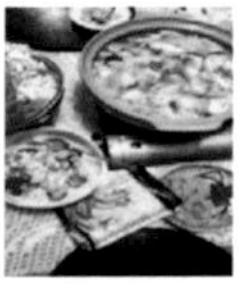 什錦鍋、花椰菜蘆筍鮮蝦佐塔塔醬、鮪魚生魚片	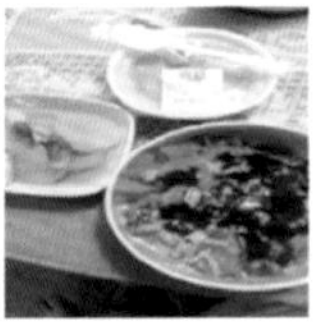 水煮雞胸肉、燉蘿蔔、日式什錦湯	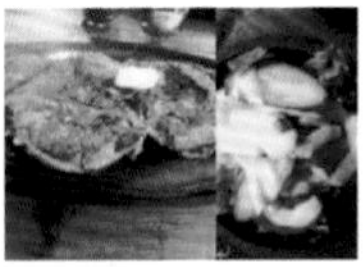 牛排、沙拉、高球雞尾酒	晚

追蹤 28 人，
有 27 人順利減重！

平均 33 天
女性　–3.5kg
男性　–8.03kg

管理營養師的**建議**

大量沙拉加上 300g 的蛋白質等，餐點相當均衡。是吃多也能瘦的成功案例。

意外!?不同類別的餐點對決

奶油咖啡減重如果能留意飲食的醣量，更能發揮效果。
接下來會用二擇一的方式解說選擇菜單時容易感到迷惘的選項。

外食篇

基本觀念是單點副菜！

飽足感滿分！**肉類料理對決**

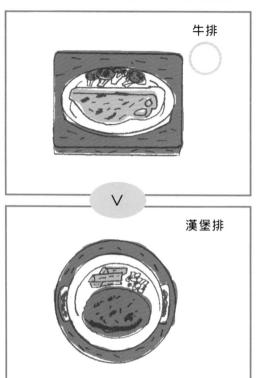

牛排 ○

V

漢堡排

選擇時的重點

- 要留意加工肉需要「黏著」，所以會增加醣量
- 醬料以簡單為主
- 也要留意配菜

肉類料理的重點是形狀跟醬料

漢堡排跟牛排通常是以熱呼呼的鐵板端上桌。乍看之下，兩者都是一般的肉類餐點。不過，兩者的醣量卻有差別。

舉例來說，牛排雖然依部位而不同，但通常一百克的醣量為〇・一～〇・五克左右。

而漢堡排會用含有麩質的麵包粉黏著，也加了很多醣量高的洋蔥等等的食材，所以沒有很理想。雖然會依店家作法而不同，但通常一百克的醣量為十二克左右。

此外，也要考慮漢堡排用的醬料醣量。常用來調味，具有甜味以及濃郁風味的多蜜醬（demi-glace）是由很多含醣量高的食材，如番茄、洋蔥等製作而成，所以必須注意。也請避免用麵粉勾芡後的食品！

選擇肉類料理時，盡可能選擇原形的食品吧！不只是牛肉，香煎豬里肌、腰內肉、雞腿肉等，幾乎都不含醣。

不過，如果是改用豆渣等不含麩質的食材增加漢堡排的黏性也OK。

此外，像是牛排等用鐵盤提供的肉類料理，配菜也常常會用到高醣類的食材，像是馬鈴薯、胡蘿蔔、玉米，所以也要留意。盡可能選擇菠菜、花椰菜、四季豆等少醣的食材吧！

有益健康營養滿分！**魚料理對決**

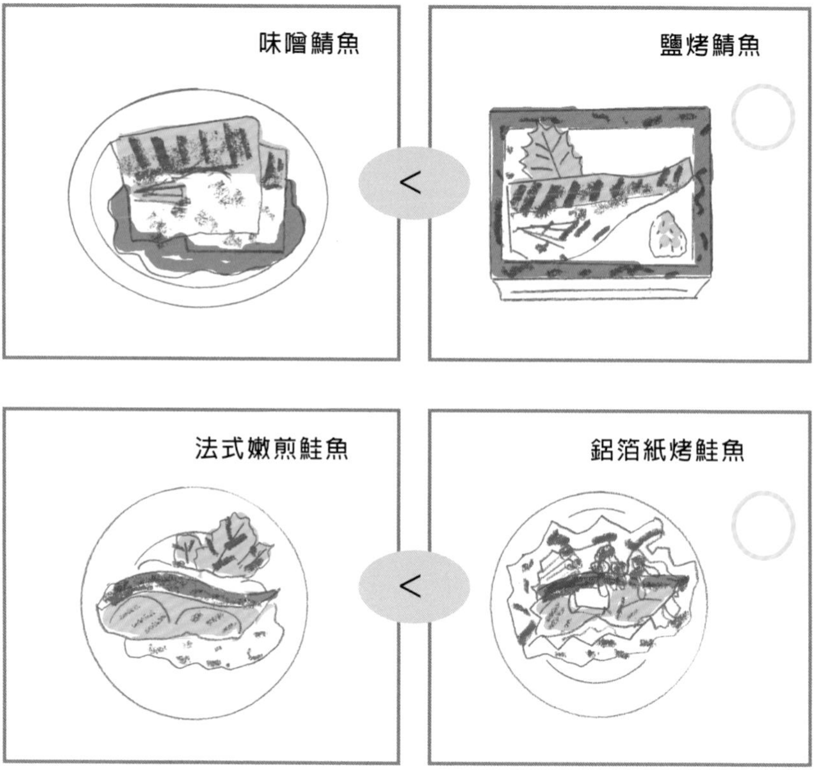

選擇時的重點

- 使用味霖、砂糖的調味法含醣量高
- 居酒屋常見的生魚片、干物、鹽烤都 OK
- 西式餐點則選擇不用麵粉的菜色

好好確認魚料理的調味吧

魚含有優質蛋白質、鈣質。

此外，魚的脂肪中富含DHA（二十二碳六烯酸）、EPA（二十碳五烯酸）可以預防生活習慣病以及抗老化，是進行奶油咖啡減重時很推薦的食材。

不過，在外選擇魚料理時，請留意「調味」吧！

像是味噌鯖魚，又甜又濃郁的味噌，是常見的美味鯖魚料理。

然而這樣的甘甜與濃郁其實是用含醣量高的砂糖、味霖等調味而成。

雖然依店家而有不同，不過一百克的醣量約有六．六克。日式魚料理除了味噌煮之外，用醬油、砂糖等調味的醬煮或是佃煮、味霖干、蒲燒等的醣量都很高。

相對來說，鹽烤鯖魚一百克的醣量約有○．一～○．二克。雖然都是魚料理，奶油咖啡減重期間還是建議選擇醣量較少的鹽燒。

簡單的生魚片或是干物等也幾乎不含醣。像是居酒屋常見的花魚干物、富含鈣質的柳葉魚都是很推薦的選擇。

西式魚料理的部分，可以選擇醣量較少的簡單湯品或是煎炒類。

法式嫩煎（meunière）會在外面裹上麵粉煎到酥脆，所以盡可能避免。

■ 外食時以單點方式減醣

近年減醣成了減重的主流方式，就算外食，也有愈來愈多的店家提供用豆腐、沙拉等等的減醣餐點取代米飯、麵包、麵食。

標註熱量的店家逐漸普遍，但標註醣量的店家仍不算多。主菜、副菜部分請依前面介紹的重點，盡可能選擇含醣量少的餐點。

炸雞塊、天婦羅等等的炸物，因為裹了麵衣，醣量也跟著變高。另外，因為含麩質，所以也有增進食慾的問題。是進行奶油咖啡減重時建議克制的餐點。

為了降低每餐醣量，建議單點主菜、副菜。避免點含醣量高的米飯等主食。

如果是含主食的套餐，請把飯量改為小碗減少主食量，或是直接請店員拿掉主食吧！

或許會覺得有點浪費，但不吃完也是一種方法。

副菜・超商篇

用營養成分表、確認醣量

以外形、調味選擇副菜

補充蛋白質！**副菜對決**

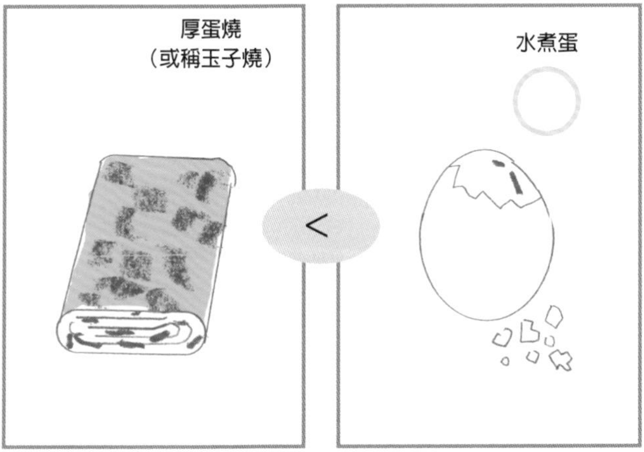

選擇時的重點

- 有意識地大量攝取蛋白質
- 保留食材原本形狀的含醣量較低
- 調味以簡單為主

進行奶油咖啡減重時要大量攝取建構身體組織的蛋白質。利用超商等地準備餐點時，也請攝取足夠的蛋白質吧！

蛋是富含蛋白質、維生素、礦物質的食材。建議用超商也很容易取得的水煮蛋作為營養補給之用。

雖然都是蛋製品，厚蛋燒因為加了砂糖、味霖調味，所以醣量較高。

選擇蛋、肉、魚時，「保留原本形狀」的食材，醣量較少。以肉類餐點為例，鹽味的烤雞、水煮雞胸肉的醣量就會比炸肉餅、煎餃少。

簡單調味的醣量也會比較低。以鯖魚罐頭來說，水煮優於味噌煮；以烤雞來說，鹽味優於淋醬。

令人難以抉擇！沙拉對決

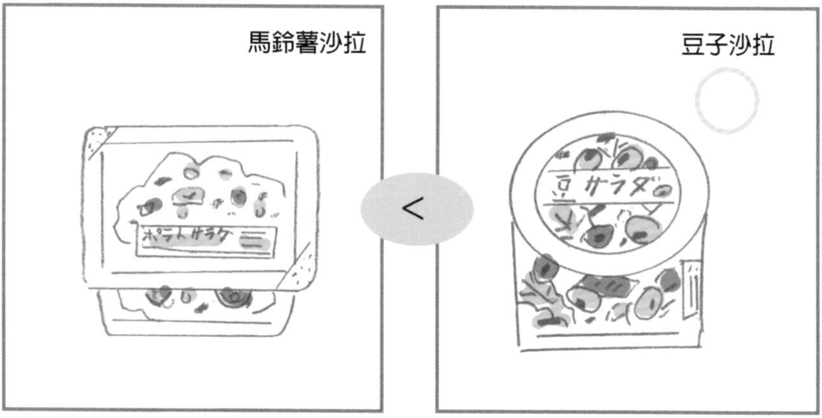

選擇時的重點

- 確認是否是低醣蔬菜
- 淋醬也含醣
- 避免加捲心麵等義大利麵

留意醣量高的蔬菜

像是沙拉等等的小副菜，醣量會隨使用的食材而不同。以馬鈴薯沙拉跟豆子沙拉為例，兩者都是帶有鬆軟口感的沙拉，不過，屬於穀類的馬鈴薯沙拉的醣量較高。

其他像是大量使用南瓜、番茄、胡蘿蔔、洋蔥等食材的沙拉，醣量也偏高。萵苣、高麗菜、海藻等等的沙拉，醣量則較少。淋醬中也有高醣的種類，請確認營養成分表。

聽到要吃沙拉，有些人可能會選擇加了捲心麵、義大利麵等等的沙拉。請不要以名稱選擇，而是留意使用蔬菜的醣量吧！

冬粉湯跟海帶芽湯的口感都很清

讓身體感到緩和！**湯品的副菜**

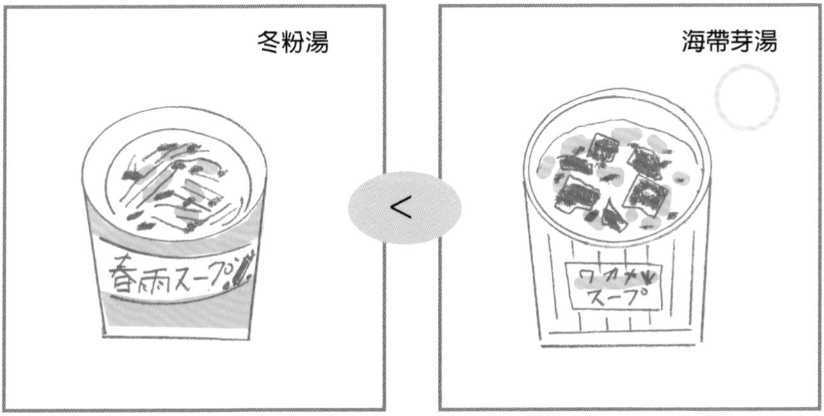

選擇時的重點

- 冬粉屬於澱粉＝高醣
- 選擇海藻、葉菜類、菇類等低醣配料
- 避免勾芡的濃湯類

冬粉的醣量，出乎意料的多！

爽，讓人覺得健康。不過，醣量卻大不同。冬粉是取自綠豆或是馬鈴薯、地瓜等澱粉製作而成，因此醣量也高。水煮冬粉一百克的醣量在二十克前後。相較而言，屬於海藻的海帶芽（泡水後）醣量幾乎是〇克。此外，海帶芽含有豐富的水溶性膳食纖維，有助排便。市售的湯品、味噌湯，如果是加海藻、菠菜等葉菜類、菇類的配料，含醣量會較低。如果是市售的豬肉湯，因為加了胡蘿蔔、蓮藕、小芋頭等，含醣量較高。濃稠有勾芡的濃湯類或是茄汁風味的湯品，含醣量也高，所以要盡量避免。

■用營養成分表確認醣量吧

如果常利用超商或是百貨公司地下街等地方販售的副菜，雖然得留意添加物，但的確是沒有時間下廚時的好選擇。不過，或許也有很多人因為品項豐富反而不知道該吃什麼。

選擇超商食品時的重點跟外食一樣，要選擇單品。還是盡量避免副菜配米飯等主食的便當比較好。便當雖然依種類而不同，但飯量通常都偏多。如果不會把米飯吃完，選擇便當也沒關係。不過，看到眼前的米飯，總是會不自覺地想吃吧！

用醣量較少的食物代替米飯等作為主食也是一種方法。像是關東煮的白蘿蔔、蒟蒻等，因為有點分量，所以能讓人覺得飽足。魚漿類製品雖然也耐餓，但有些商品的醣量偏高。也建議選擇調味簡單的豆腐。此外，近年也出現使用無澱粉麵的商品。

無論選擇什麼，重要的是計算總醣量。就算各種副菜的醣量少，合計起來也可能很高，所以請留意每次用餐合計不要超過三十五克（理想為二十克以下）吧！

料理・調味篇

也能用甜味劑取代砂糖多點變化

美乃滋不是減重的敵人！

富含維生素！**沙拉調味對決**

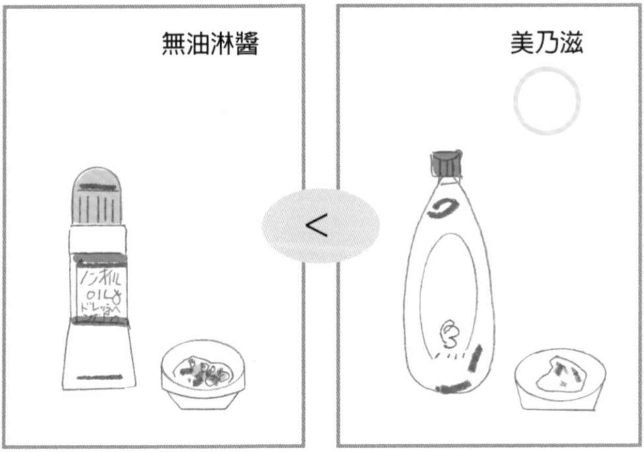

選擇時的重點

- 美乃滋的醣量出乎意料的低
- 用營養成分表檢視淋醬的醣量
- 拌炒料理也可以用美乃滋調味

沙拉是能簡單攝取到蔬菜的維生素、礦物質的餐點。配料建議選擇萵苣、花椰菜、酪梨、秋葵、海藻等低醣蔬菜。該怎麼選擇沙拉的調味淋醬呢？

其實淋醬的醣量依商品而不同。像是讓人覺得健康的和風無油淋醬，一大匙（十五克）的醣量是二・四克。比法式淋醬（〇・九克）還多。而美乃滋的醣量則出乎意料的低，一大匙（全蛋、十二克）的醣量才〇・五克。

不過，因為低卡的商品會額外添加醣類，所以請選擇一般的吧！

大量肉類與蔬菜！稍微奢侈的家庭晚餐對決

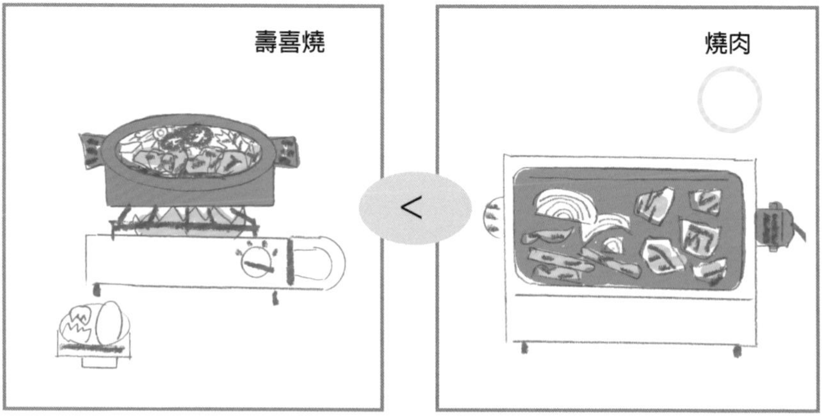

選擇時的重點

- 活用鹽、香料，就算不用燒肉醬也很美味
- 如果壽喜燒的湯底、燒肉的沾醬能自己用羅漢果代糖製作，兩者都 OK

花點心思在香料以及提味，享受燒肉

說到全家能一起享用，稍微奢侈的肉類料理，就會讓人想到壽喜燒或是燒肉。兩道料理都能大量攝取到奶油咖啡減重所必需的肉（蛋白質）和蔬菜。不過，壽喜燒的湯底以及燒肉的沾醬，調味都偏甜，兩者的醣量都不容小覷。不過，燒肉就算不用沾醬也能吃得很愉快。簡單的鹽、胡椒調味，更能吃到肉以及蔬菜原本的鮮甜。也推薦使用黃芥末、柚子胡椒等提味。想要享受重口味的人，不妨先用薑、蒜、醬油、咖哩粉等醃漬肉片後再燒烤。如果真的想吃帶點甜的燒肉、壽喜燒，或許得花點時間，但可以試著在高湯醬油中加入羅漢果代糖製作湯底或是沾醬。

減重料理的堅強後盾！瞭解人工甜味劑吧

在31、32頁也介紹過的人工甜味劑可以取代砂糖、味霖、蜂蜜等，讓料理多點甜味。因為低卡、零卡，所以減重中也能安心使用。人工甜味劑大致分成「合成甜味劑」和「糖醇」。前者是人工製造，後者是從玉米等天然食品中提取出糖再發酵而成。

無論何者，由於人工甜味劑難以在體內被消化、吸收，所以不會讓血糖值升高。不過，人工甜味劑中也有像阿斯巴甜、乙醯磺胺酸鉀（ACE-K）等，會在體內對胰臟作用，就像血糖升高時會刺激胰島素分泌的種類。如果血液中的胰島素濃度增加，其他食材所含的醣類（葡萄糖）就容易變成能量或是脂肪，也就是變成易胖體質。此外，也會增加食慾、對身體產生不良影響。

不過，屬於糖醇的「赤蘚醇」則不會讓血糖上升，也不會促進胰島素分泌。甜度雖然是砂糖的七成左右，但是安全性較高。目前也有販售赤蘚醇和其他甜味劑合成的商品。羅漢果代糖就是其中之一。因為是和葫蘆科植物的羅漢果萃取合成，原料百分百天然。建議作為奶油咖啡減重時的甜味劑。

減醣的強力後盾！
零卡的人工甜味劑

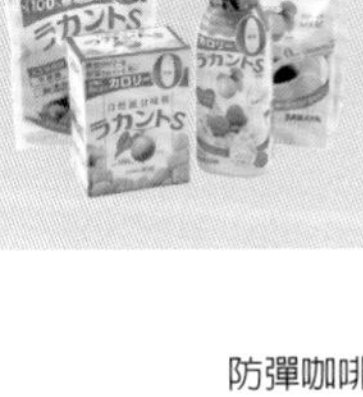

依使用方式可選擇液狀、顆粒等形式的商品

不同類別．食材選擇的重點

■ 穀類．薯類 善用「低醣麵」等

作為主食的米飯等穀類含大量醣類。舉例來說，半碗飯（約七十五克）的醣量約二十七克。一片吐司（六片裝）是二十六．六克。烏龍麵一束二百四十克（水煮）是六〇．二克。因為奶油咖啡減重的醣量，每餐在三十五克以下（理想為二十克以下），所以每個都超標。

不過，近年也開始販售以蒟蒻或是豆腐等原料做成的零醣（減醣）麵。另外，粥類含水量多，所以醣量也較少。

薯類的醣量雖然比穀類還低，但還是偏高。但富含有助整腸的膳食纖維以及能促進鹽分（鈉）排出的鉀等等的礦物質。

選擇主食．薯類時，請考量身體狀態以及其他食材的醣量吧！

■ 蔬菜 也有醣量高的蔬菜，所以需要確認

一般來說，南瓜、胡蘿蔔、洋蔥等含甜味的蔬菜，含醣量也偏高。像是菠菜等葉菜類，含醣量則較少。

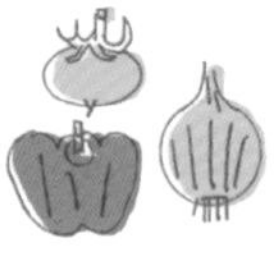
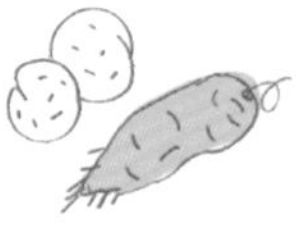
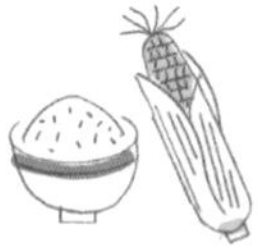

蔬菜中富含有助整腸的膳食纖維，以及能調整身體功能的維生素、礦物質，減重時不僅要考量醣量，也要均衡攝取這些營養素。

像是番茄（生鮮）一顆（一百五十五克／實際食用一百五十克）的醣量是五．六克，在蔬菜中算是偏高的。但富含預防疾病、抗老化的茄紅素等營養素，所以不是不能吃的食材。像是市售沙拉中添加一、二片左右，就不需要太在意醣量。

■ 水果　少量食用

水果所含的醣容易在體內轉變成中性脂肪。此外，很多成分都無關荷爾蒙的分泌，所以無法刺激大腦的飽足中樞，容易吃過量。雖然水果富含維生素、礦物質、多酚等，但是減重期間還是需要多留意。

果乾濃縮了水果的營養素，不少人會覺得對美容跟健康有益。不過，因為去除水分，每克的醣量也比生鮮水果還多。

■ 豆．豆製品　留意加工品的醣量

豆類含豐富的膳食纖維，不過大豆以外的豆類含醣量都偏高。尤其要留意糖煮等等的加工品。

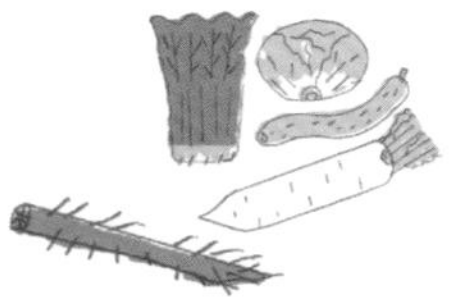

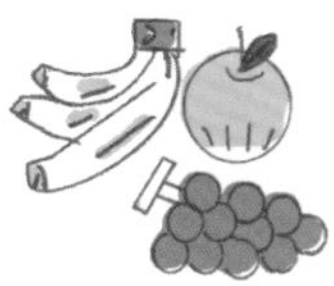

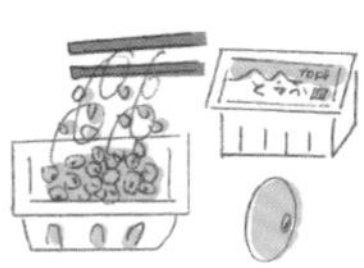

大豆、大豆加工製品含豐富蛋白質，但成分調整的豆漿或是豆漿飲料的含醣量都偏高。如果是料理或是飲料，還是選擇無調整的豆漿吧！

■ 蛋．蛋加工品　富含優質蛋白質、維生素、礦物質

蛋富含建構肌肉、肌膚、毛髮等的優質蛋白質。也含有維生素A、B群、D、E，以及鈣、鐵等礦物質，含維生素C和膳食纖維以外的其他營養素。

以往都認為蛋的膽固醇高，吃過量容易導致生活習慣病，不過近年的研究則指出吃蛋不會對健康造成影響。

一顆蛋（五十五克）的醣量才〇．二克，不需擔心醣量，減重期間也能放心享用。不過，市售的厚蛋燒因為加了砂糖，醣量較高需要留意。

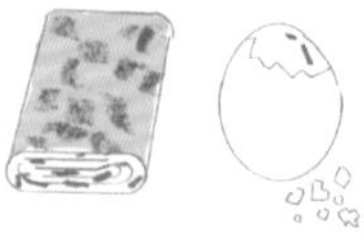

■ 乳製品　也具增進食慾的作用

牛奶、優格、起司等等的乳製品，含有助於骨骼生成的鈣、蛋白質、維生素等等，是營養價值高的食品。乳製品的微甜口感來自乳糖。一百克的含醣量，牛奶是四．八克、原味優格是四．九克，減重期間請避免攝取過量吧！而起司是乳製品中醣量較少的食品。一百克的含醣量，加工起司

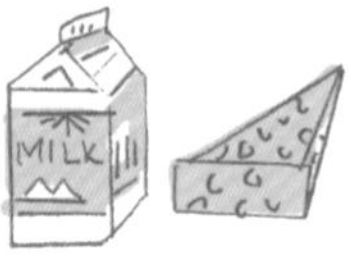

是一・二克，奶油起司則是二・三克。

乳製品所含的乳蛋白——酪蛋白，具有增進食慾的作用。酪蛋白也是造成頭痛、腹瀉、肌膚問題等等延緩型過敏的原因。

請依食慾、身體狀態攝取乳製品吧！

■ 種子類 建議用低醣種類作為零嘴

種子類是富含優質脂質、維生素、礦物質、膳食纖維的食材。醣量部分，杏仁（乾燥）十顆（十二克）是一・二克、核桃（炒）五顆（二十克）是〇・八克，所以不算多。因為吃的時候能產生飽足感，建議作為減重中肚子有點餓時的零嘴。

不過，糖煮或是用巧克力包裹的加工種子都讓醣量增加。另外，也請避免帶甜味的種子類，像是栗子。

■ 肉類・海鮮類加工品 要積極攝取。不過請留意加工品的醣量

肉類本身幾乎不含醣。不過，如果是加工品，多少會讓醣量增加。

像是香腸、魚板、竹輪等魚漿製品，很多都是用澱粉作為「黏著」。澱粉的原料是馬鈴薯或是小

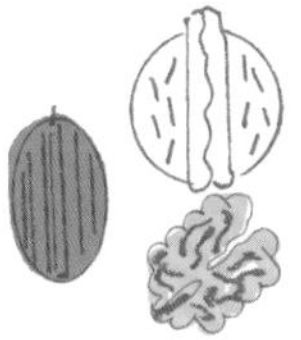

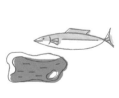

麥。如果是炸物，麵衣也會用到麵粉，所以麵衣愈厚，醣量也就愈多。加工品的部分，依商品種類不同，醣量也不一樣，請確認營養成分表後選擇吧！如果營養成分表中沒有標示醣量，請參考碳水化合物的量。醣量＝碳水化合物－膳食纖維。

■ 飲料　請選擇醣量低的種類

燒酒、威士忌、伏特加等蒸餾酒幾乎不含醣。除了粉紅酒（vin rosé）以外，不甜的葡萄酒、氣泡酒的醣量也較低。

而日本酒、啤酒等釀造酒的醣量則較高。請留意梅酒等水果酒、高甜度的雞尾酒醣量也偏高。不過，不喝含酒精的飲品才容易產生酮體。

運動飲料、標榜添加維生素等等的營養飲品，很多都添加甜度。就連覺得健康的百分百蔬果汁，醣量也出乎意料的高。像是蘋果汁（濃縮還原）一百克的醣量就有十一．四克。因為各種商品的醣量都不同，請確認營養成分表吧！

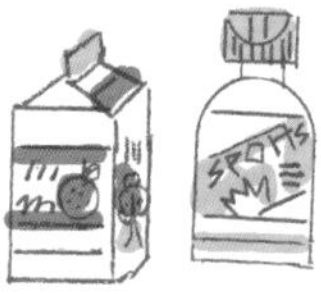

自己下廚不妨做這道菜！

即使用低醣的食材以及調味料，也能讓料理多變！介紹從副菜到能替代主食的食譜。

肉類副菜

竜田揚炸雞

唐揚炸雞不適合……

OK!

管理
營養師的
重點提醒

唐揚炸雞是用麩質食材的麵粉，所以 NG。而裹太白粉的竜田揚炸雞則不含麩質。不過，太白粉還是含醣，所以要留意麵衣不要太厚。

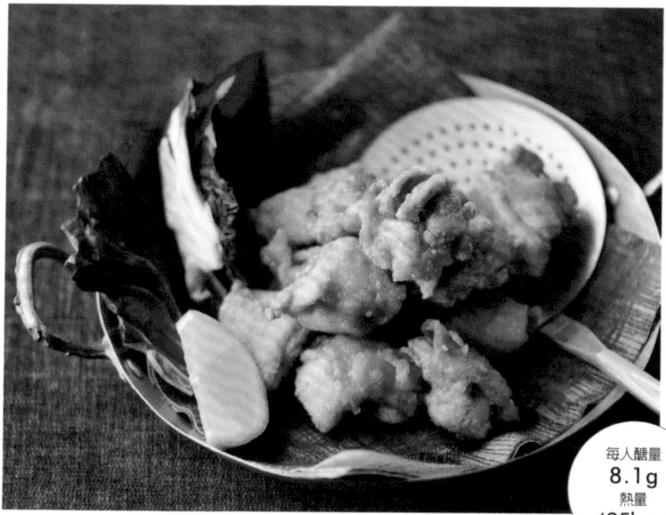

每人醣量
8.1g
熱量
495kcal

材料（2 人分）

材料（2 人分）
雞腿肉…（300g）1 片
A
- 鹽、胡椒…各少許
- 酒…1 大匙
- 醬油…1 大匙
- 蒜、薑（皆磨泥）…各 1 小匙

太白粉、炸油…各適量

作法

1. 雞腿肉切成一口大小，撒上鹽、胡椒。
2. 將①裝入塑膠袋中，加入 A 搓揉，靜置 20 分。
3. 在②撒上薄薄的太白粉，以 170~180°C 的炸油炸。

管理
營養師的
重點提醒

中間放入起司，就算沒有醬汁還是美味。建議用豆渣黏著，不僅沒有麩質，也能減醣。

起司漢堡排

多蜜醬不適合……

OK!

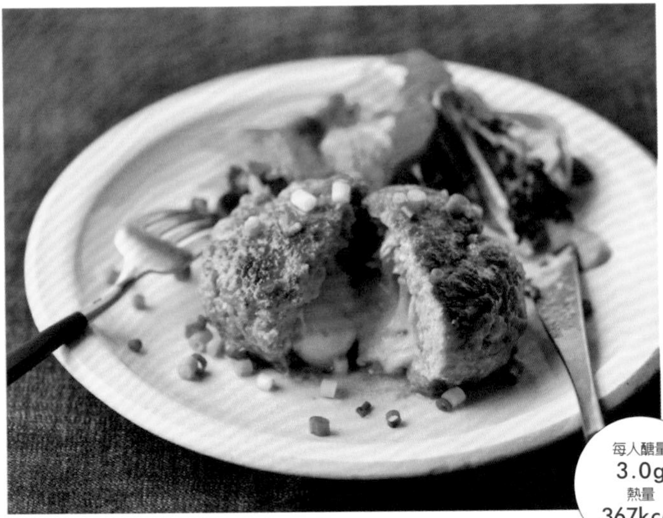

每人醣量
3.0g
熱量
367kcal

材料（2人分）

牛豬混合絞肉…200g

A
- 洋蔥（切末）…1/4顆
- 蛋（攪拌）…1顆
- 豆渣…3大匙
- 鹽、胡椒…各少許
- 魚露（或醬油）…2小匙
- 荳蔻粉（如果有）…少許
- 酒…1小匙

披薩用起司…2大匙

沙拉油…1大匙

珠蔥（切碎／如果有）…2根

作法

1. 平底鍋中加入1小匙油（分量外），拌炒洋蔥後冷卻備用。
2. 絞肉充分混合後加入A拌勻。
3. 將②分成2等分，中間加入1大匙披薩用起司後，塑成圓形。
4. ①的平底鍋稍微熱油後放入③。中火煎3分左右，上色後再翻面，稍微加點水（分量外），蓋上蓋子悶3~5分鐘。
5. 確認④已經熟透後盛盤。最後撒上珠蔥即可。

管理
營養師的
重點提醒

魚可以選擇鮭魚、鰈魚等等喜歡的魚。不用法式嫩煎撒上麵粉，還是能用較多的油煎出酥脆的口感喔。

魚類副菜

百菇燴魚片

照燒、法式嫩煎不適合……

OK!

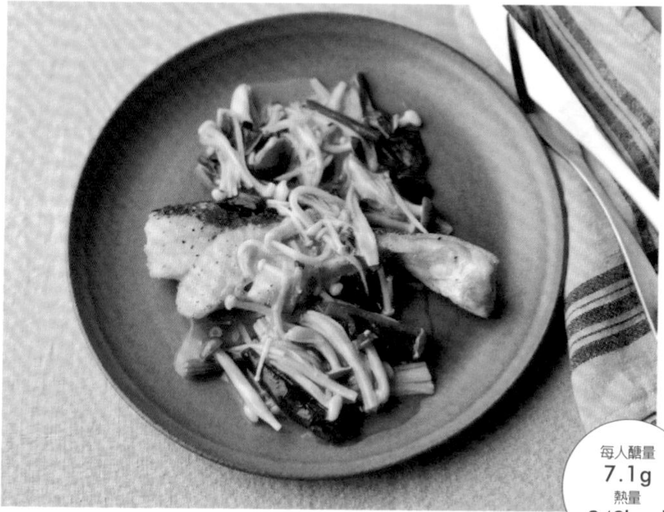

每人醣量
7.1g
熱量
248kcal

材料（2人分）

生鮮鱈魚…2片
酒…1大匙
鹽、胡椒…各少許
麻油…2大匙
鴻喜菇（去除根部後分成小株）…1/4包（大）
金針菇（去除根部後對半切，分成小株）
…1/2包（大）
菠菜（汆燙後切段）…1/2把
A 顆粒高湯…1小匙
  水…1杯
醬油…1小匙
溶於水的太白粉…2大匙

作法

1. 將鱈魚撒上酒後稍微靜置，再撒上鹽、胡椒。平底鍋中加入麻油熱鍋，放入鱈魚，兩面煎到稍微上色後取出放在盤子上。
2. ①的平底鍋加入少許油（分量外）熱鍋，依鴻喜菇、金針菇、菠菜的順序拌炒。加入A，充分加熱後加入醬油。
3. 在②慢慢加入溶於水的太白粉，用鍋鏟攪拌。有濃稠感後淋在①上面。

管理
營養師的
重點提醒

減重常常會避開的美奶滋其實是低醣。要留意胡蘿蔔等高醣蔬菜攝取過量吧！可以替換成鮮蝦、烏賊等等的食材，享受不同變化。

蔬菜類副菜

美乃滋炒時蔬

市售的醬汁不適合……

OK!

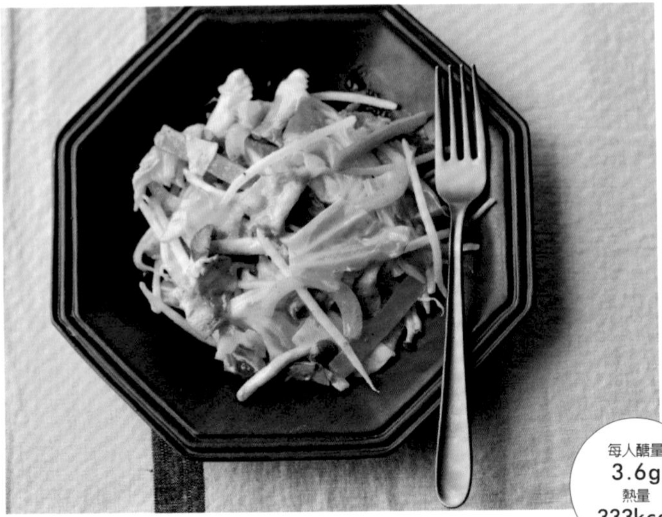

每人醣量
3.6g
熱量
333kcal

材料（2人分）

豬五花（切成容易入口的大小）…100g
高麗菜（切小段）…1/8顆
洋蔥（切片）…1/8顆
胡蘿蔔（切絲）…10g
豆芽菜…1包
鴻喜菇（去除根部後分成小株）…1/4包
美奶滋…3大匙
鹽、胡椒…各少許

作法

1. 在熱好的鍋子中加入1大匙美奶滋，拌炒豬肉。
2. ①加入高麗菜、洋蔥、胡蘿蔔、豆芽菜、鴻喜菇拌炒，以鹽、胡椒調味。
3. 在②加入2大匙美奶滋，快速拌炒後取出盛盤。

管理
營養師的
重點提醒

避免用麵粉做成的咖哩塊吧！不搭配米飯、印度烤餅，請當作湯品享用。也要留意高醣的胡蘿蔔、洋蔥等的蔬菜。

取代主食

咖哩湯

咖哩塊或是乾咖哩不適合……

OK!

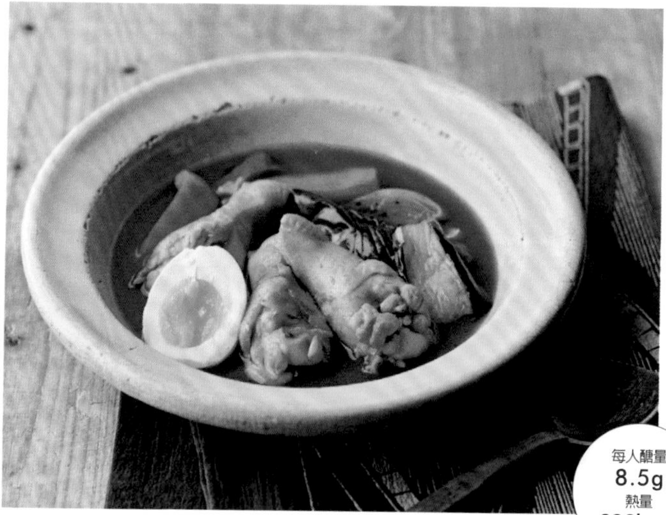

每人醣量
8.5g
熱量
328kcal

材料（2人分）

雞翅…6隻
鹽、胡椒…各少許
A 薑（切薄片）…2片
　蒜…1瓣
洋蔥（切塊）…1/4顆
胡蘿蔔（將頂端切成易食用的大小）…1/6根
湯咖哩調味包（不含麵粉）…1包
茄子（切成易食用的大小）…1根
甜椒（切成易食用的大小）…1/6顆
青椒（切成易食用的大小）…1/4顆
水煮蛋（對半切）…1顆

作法

1. 在平底鍋中加油（分量外）熱鍋，放入用鹽、胡椒醃漬過的雞翅和A拌炒。
2. 在①加入洋蔥、胡蘿蔔、湯咖哩調味包搭配適量的水。
3. 將茄子、甜椒、青椒用200°C的油（分量外）過油。
4. 將②盛盤，擺上③以及水煮蛋即可。

管理
營養師的
重點提醒

祕訣是將豆腐確實瀝乾水分，拌炒至鬆散。配料只用蛋，不另外調味，就能取代白飯享用。

豆腐炒飯

一般的炒飯不適合……

OK!

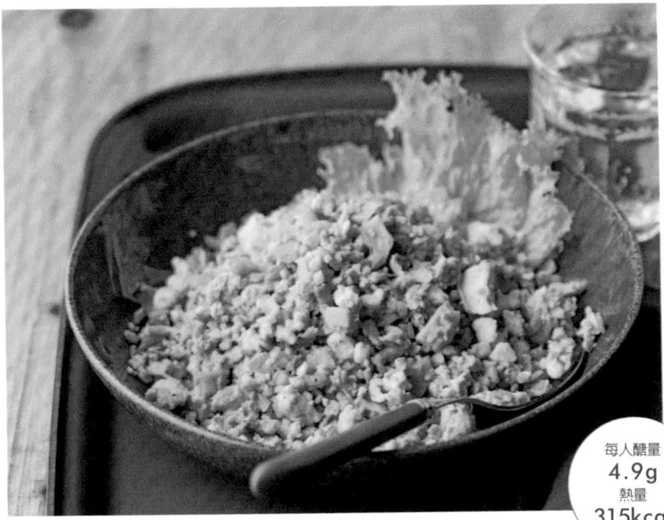

每人醣量
4.9g
熱量
315kcal

材料（2人分）

板豆腐（瀝乾水分備用）…1塊
杏鮑菇（切碎）…2根
長蔥（切碎）…1/2根
火腿（切5mm小丁）…4片
麻油…1大匙
蛋（攪拌）…2顆
鹽、胡椒…各少許
醬油…3小匙

作法

1. 在平底鍋中加油（分量外）熱鍋，放入杏鮑菇、長蔥、火腿拌炒後取出。
2. 在平底鍋放入麻油，開大火。加入蛋、用手壓碎後的豆腐。以木鍋鏟拌勻，將蛋跟豆腐炒鬆。
3. ②炒到沒有水分後，放入①的食材，以鹽、胡椒調味。在鍋緣淋上醬油快速拌炒後，取出盛盤。

管理
營養師的
重點提醒

火鍋可以吃到很多低醣的葉菜類。如果吃膩單調的調味，不妨試試豆漿鍋。不喝湯更能控制醣量。

鍋物

豆漿鍋

市售的火鍋湯底不適合……

OK!

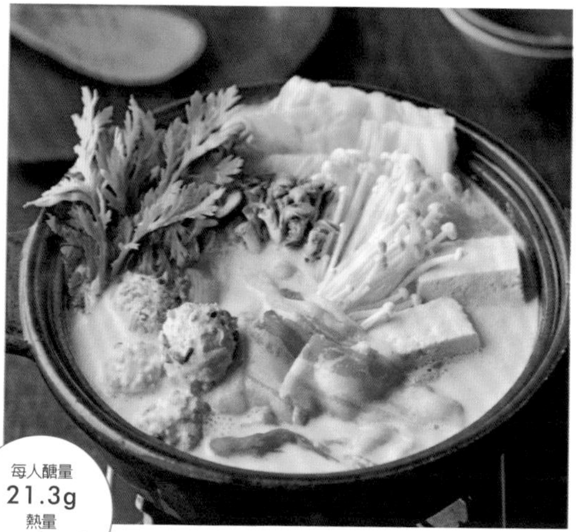

每人醣量
21.3g
熱量
707kcal

材料（2人分）

喜歡的肉類（豬、雞等等）…250g
板豆腐（切成易食用的大小）
…1/2塊
白菜（切塊）…1/8顆
春菊…1/2包
金針菇（去除根部後分成小株）
…1/2包（大）
舞菇（去除根部後分成小株）
…1/4包

A
無調整豆漿…2又1/2杯
水…2又1/2杯
酒…1/2杯
顆粒高湯…1大匙
醬油…2小匙

麻油…2小匙

作法

1. 將材料放入鍋內，加入A後開火。

再多瞭解一些！

奶油咖啡減重 Q & A

Q

在外面也想喝
奶油咖啡，
可以將早上做的奶油咖啡放入
保溫容器
帶著走嗎？

A

奶油咖啡攪拌後如果放置一段時間，剛做好的泡沫會變少，不過不會影響味道。重點是要確實攪拌。

不過，MCT 油可能會讓 PS（聚苯乙烯）材質的塑膠出現裂痕。保溫容器選擇不銹鋼會比較理想。

Q

不控制
較油膩的餐點
真的沒關係嗎？

A

餐點中的脂質並不是減重的敵人。不過，脂質有很多種。脂質（脂肪酸）依分子結構大致分成飽和脂肪酸跟不飽和脂肪酸。前者富含於肉類、肉製品、椰子；後者富含於青背魚、植物油。兩者只要均衡且適度攝取，就不會對健康造成影響。

不過，現代人的飲食生活通常攝取較多屬於不飽和脂肪酸的 Omega-6。含於玉米油、大豆油等等的 Omega-6 脂肪酸常常用於油炸零食、加工食品等。而青背魚、荏胡麻油、亞麻仁油等所含的 Omega-3 脂肪酸，以及含於椰子的中鏈脂肪酸卻是現代人較缺乏的脂質。

為了更健康的減重，請有意識地控制 Omega-6 脂肪酸，多攝取 Omega-3 脂肪酸吧！荏胡麻油、亞麻仁油不耐熱，建議盡早食用完畢。而奶油咖啡材料之一的 MCT 油則屬於中鏈脂肪酸。

Q 喝了奶油咖啡後，會覺得胃不舒服、想吐、拉肚子。

A

奶油咖啡材料之一的 MCT 油屬於中鏈脂肪酸。中鏈脂肪酸會依碳數再細分。像是某種 MCT 油製品就是由碳數 8 的辛酸（caprylic acid, C-8）約 60% 以及碳數 10的癸酸（capric acid, C-10）約 40% 構成。

這些會在體內迅速變成酮體，不過辛酸對胃的負擔較大，所以有些人可能會出現胃部不舒服想吐、火燒心，喝完後覺得不適。也有人在身體習慣前，會因為 MCT 油而出現拉肚子的現象。

在意的人不妨在身體習慣前減少 MCT 油的分量。

Q 不太喜歡吃肉跟魚，用納豆、豆腐等**大豆食品**代替，大量攝取也沒關係嗎？

A

奶油咖啡減重期間為了不要減到肌肉量，必須有意識地攝取蛋白質。一天所需的蛋白質量，體重每一公斤以一～一．五克為標準。如果體重是六十公斤的人，一天所需的蛋白質量大約是六十～九十克。

大豆製品中含有植物性蛋白質，但是跟魚、肉相比，含量很少。雖然依種類不同，魚、肉每一百克中含有二十克前後的蛋白質。而一盒納豆（五十克）的蛋白質約八．三克。因此要以納豆取得跟魚、肉等量的蛋白質，就得有意識地大量攝取。

另外，蛋（全蛋・生）一顆（實際食用六．八克）的蛋白質約六．八克。

譯註：實際食用應該是指一顆全蛋實際可食用的重量，這裡的六．八克應該是蛋白質量。

請問有提升奶油咖啡減重效果的祕訣嗎？

A

首先，要記住不要囤積壓力，以及良好的睡眠。因為壓力會擾亂荷爾蒙的分泌，睡眠時間少則會減少可以產生飽足感的荷爾蒙——瘦蛋白——的分泌，增加產生飢餓感的荷爾蒙——飢餓素——的分泌。

為了有良好的睡眠，不能在極度飢餓的狀態下就寢。不過，就寢前二小時不要再進食；就寢前八小時不要攝取咖啡因吧！

另一個祕訣是，留意進食的順序。先吃蔬菜、菇類、海藻類等富含膳食纖維的食物。接著是湯品、肉跟魚等等的主菜。先吃富含膳食纖維的食物能避免完餐後血糖值急速上升，減少肥胖荷爾蒙胰島素的分泌。

PART 4 Author's Vision

最強奶油咖啡的想法

「最強奶油咖啡」的代表者本身遇到奶油咖啡時也改變了。
對真的很重要的「飲食與健康」的想法是？

■ 十幾年對「飲食」缺乏關心

二〇一七年六月我們在東京代代木開了只提供外帶的奶油咖啡店「最強奶油咖啡」。

之所以開店，是來自代表者坂上徹的親身體驗。

坂上之前當業務時，對「飲食」毫不關心。中餐總是吃著一樣的超商便當。忙到一個月大概只休一天，生活習慣也很不規律。

二十歲時六十四～六十五公斤的體重，二十五歲時達到一百公斤（身高一百七十一公分）。不過仍舊忽視健康管理，不正視飲食，十多年來持續過著相同的生活。

不過，年輕終究還是有極限。不知道從什麼時候開始，坂上開始有慢性疲勞感、無力感的問題。一年會有一、二次因高燒而臥床。晚上難以入眠、早上爬不起來。跟客人做簡報時有時也會突然想睡、注意力降低。

於是坂上開始嘗試奶油咖啡減重。只要一杯，上午不吃其他東西也不會

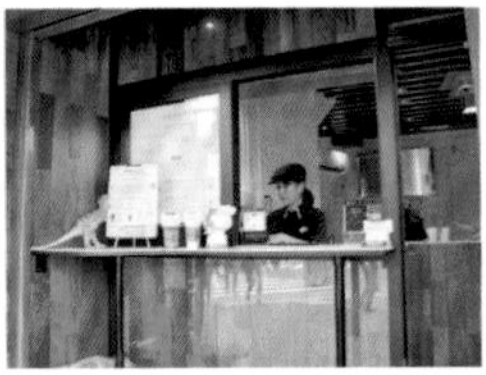

「最強奶油咖啡」由管理營養師販售，也提供飲食方面的諮詢

餓，令原本從早就大吃特吃的坂上相當驚訝。

晚餐完全不在意熱量，幾乎每天都盡情享用牛排或是燒肉。一天攝取的熱量應該有三千～三千五百卡左右吧。此外，每天只往返住家跟公司，完全沒運動。

就這樣過了四個月，原本將近一百公斤的體重居然減了三十五公斤。

更令人驚訝的是，身體狀況也出現很大的變化。慢性疲勞感、無力感完全消失。也不再因為高燒而臥床。以前每年總會去耳鼻科兩次治療慢性外耳炎，現在也不需要了。原本在頸部、臉部會冒一大片的紅色疹子也不見，皮膚變好了。

睡眠狀態也改善，白天不再覺得精神不濟，注意力提升。

只是將早餐改成以奶油咖啡為主，檢視飲食內容，居然能讓身心煥然一新，這是坂上從未想過的。

■ 把「瘦身」當成目的好嗎？

透過我們親身實踐、追蹤調查，許多顧客的變化驗證奶油咖啡的確具有減重效果。不過我們還是認為不應該把「瘦身」當成目的。

「瘦身」對在意體態的女性或是顯胖的人來說，或許是魅力十足的字眼。不過，如果以此為目的，就會忽視更重要的事情。

持續進行奶油咖啡減重的真正目的是「增進健康」以及「提高表現」。在過程中會出現「瘦身」的現象，但瘦身並不是目的。

愉悅、豐富地生活應該優於疲憊、無力、痛苦地生活。我們希望透過讓奶油咖啡成為生活的一部分，讓更多人都能提高表現。

■人如其食

十九世紀中期的德國哲學家——路德維希．安德列斯．費爾巴哈曾說過：「Man is what he eats.」（人如其食）這句話真的見解精闢。

你的身體，小到細胞都是由吃進肚裡的東西所構成的。目前的你就是來自你過去所吃的東西。屏除外在因素（病毒或是花粉、受傷等等），甚至連你的身體狀態、疾病也全源自你所吃的東西。

我們用自己的身體驗證、感受到，「爬不起來」、「腰痛」、「肩膀僵硬」、「肌膚問題」、「便祕」、「容易疲勞」、「身體沉重」、「專注力無法持續」……全是吃下肚的東西引起的。

人之所以會把東西吃進去，常常是「因為便宜」、「因為流行」、「因為看起來美味」、「因為簡單取得」、「因為稀少」、「因為感興趣」等等理由。很少人會以那個食物「能提升或是降低自己的表現」選擇。

為了讓更多人理解自己的身體、身體狀態全來自所吃的食物，希望能將「能提升或是降低自己的表現」納入你的「食物選擇標準」中。

■ 輕鬆帶著走．最強奶油咖啡

目前「奶油咖啡」一詞因為媒體報導、不少店家納入菜單中等，可以說引起一陣風潮。

不過，我們希望不要把這個視為一時的流行，而是養成習慣。希望大家體驗到，養成習慣每天持續下去，進而提高自己的表現，是多麼美妙且有價值的事情。

我們開店的最大理由就是，因為對於我們希望養成習慣的奶油咖啡，很少店家堅持嚴選原料，對製作方法也有所堅持，希望提供好東西給顧客。

目前「最強奶油咖啡」所提供的奶油咖啡，不僅咖啡豆講究，草飼奶油、MCT油等等，所有味道、品質、營養都以「最強」原料製作。

咖啡豆是品質穩定的水洗精選阿拉比卡種。用可以萃取較多咖啡因、多酚的淺焙法。煮咖啡時是用連同具抗氧化作用咖啡油都能萃取出來的金屬過濾器。主商品的奶油是選用不施打抗生素、荷爾蒙劑等等紐西蘭天然放牧、餵養飼育的牛隻牛奶所製造而成的草飼奶油（無鹽）。MCT油是百分百來自椰子的珍品。將這些原料用特殊攪拌器強力攪拌，才能成就出香味誘人、奶香濃郁的味道。

與最強奶油咖啡一樣，店內也準備嚴選最強奶油紅茶、最強奶油南非茶等等的商品。

此外，我們雖然是提供奶油咖啡飲品的飲料店，但希望也能是資訊發送地。店內都有管理營養師可以解答為什麼高熱量飲品能有減重效果，或是由員工分享長年奶油咖啡生活帶給身體的變化等等，希望與顧客面對面地提供訊息。

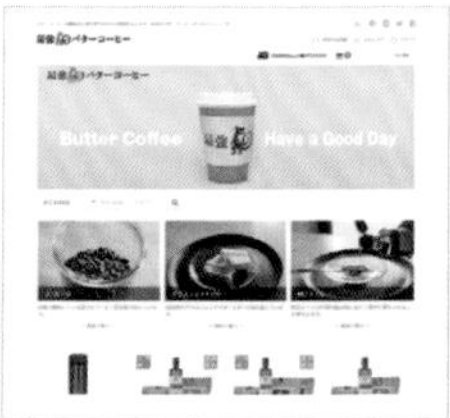

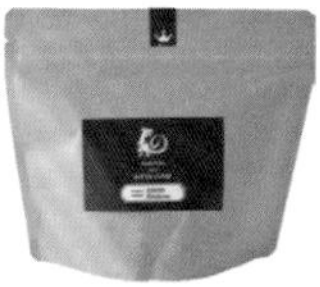

也有可以選購最強奶油咖啡嚴選的咖啡豆等奶油咖啡的材料、工具的 EC 網站。
http://store.buttercoffee.shop/

BUTTER COFFEE
DIET
column

瘦不下來的原因是「延遲性過敏」？

或許有人持續進行奶油咖啡減重，卻「沒瘦」、「身體狀況沒改變」。沒有成果的原因可能有很多，其中一個就是「延遲性過敏」。

一般提到食品過敏，多數人會想到吃了蕎麥或是甲殼類、蛋等，馬上出現發癢、蕁麻疹等劇烈症狀吧！這樣的過敏反應稱為「立即性過敏」。

不過，食品引發的過敏也包含吃完後幾小時，甚至幾天後，才慢慢出現症狀，稱為「延遲性過敏」。

其實肥胖、體重增加，也可以視為延遲性過敏的症狀之一。持續進行奶油咖啡減重，卻覺得「沒瘦」、「身體狀況依舊」、「無力」、「想睡」的人，或許就是延遲性過敏。

延遲性過敏的其他症狀還包含消化不良、想吐、腹瀉、便祕、頭痛、肩膀僵硬、鼻塞、鬱悶、疲勞感、倦怠感、注意力不足、水腫、關節痛、皮膚乾燥等等。由於症狀不像立即性過敏劇烈，所以幾乎不會認為「因為某項食品而引發延遲性過敏」。也很難聯想到「因為兩天前吃了某食品而導致身體無力」等等。

部分醫療機關有承接延遲性過敏的檢查。此外，也可以索取檢查包（像是 ambrosia 股份有限公司「IgG96 Standard Food Panel」，日本販售）自行確認。檢查包可在網路購買。不放心的人不妨檢查看看是否有延遲性過敏吧！

Butter

Coffee

Diet

Diary

附錄 · 奶油咖啡減重日記

展開奶油咖啡減重時，試著紀錄飲食內容吧！

將 2 天分的記錄卡印 7 張，挑戰 14 天！

記錄體驗效果！奶油咖啡減重

早	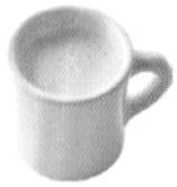 奶油咖啡		中餐前如果覺得餓，也可增加至 2 杯
中	步驟 1	零麩質	
	步驟 2~3	減醣飲食	
晚	步驟 1~2	零麩質	
	步驟 3	減醣飲食	

ONE*POINT　持續下去的重點

- 先從零麩質開始「佛系減醣（或譯寬鬆減醣）」
- 以自己可接受的步驟持續下去吧（→ 38 頁）
- 晚上可少量攝取醣類

用二週體驗效果！以日記記錄

最後在附錄準備可記錄的「減重日記」。從38頁中選擇適合自己的步驟，試著依照步驟記錄用餐內容吧！

奶油咖啡減重大約需要二週的時間才開始感受體重下滑。如果也能記錄如同經驗談中提到的「身體狀態的變化」，應該能慢慢體驗到效果。

Day

DATE

/

早 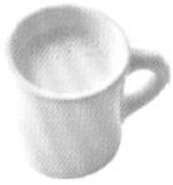 奶油咖啡

中

晚

體重

kg

體脂肪率

%

MEMO

Day

DATE

/

早 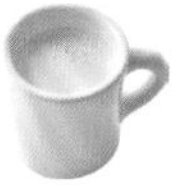 奶油咖啡

中

晚

體重

kg

體脂肪率

%

MEMO

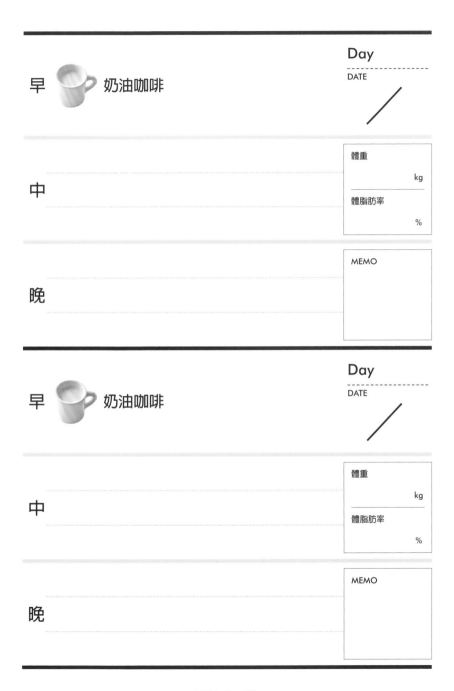

Day

DATE

/

早 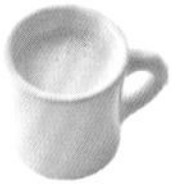 奶油咖啡

體重

kg

體脂肪率

%

中

MEMO

晚

Day

DATE

/

早 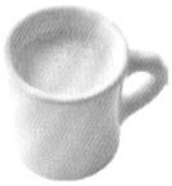 奶油咖啡

體重

kg

體脂肪率

%

中

MEMO

晚

早 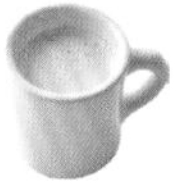 奶油咖啡

Day

DATE

/

中

體重

kg

體脂肪率

%

晚

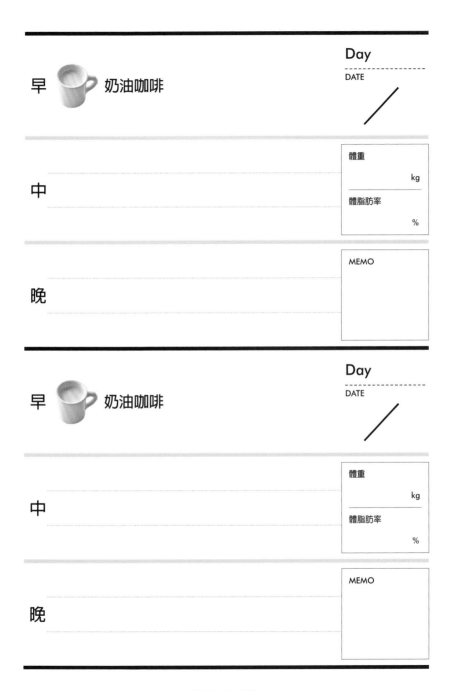

MEMO

早 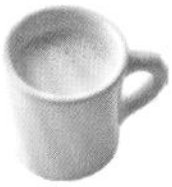 奶油咖啡

Day

DATE

/

中

體重

kg

體脂肪率

%

晚

MEMO

早 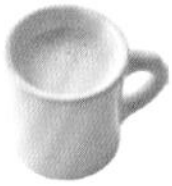 奶油咖啡

Day

DATE

／

中

體重

kg

體脂肪率

%

晚

MEMO

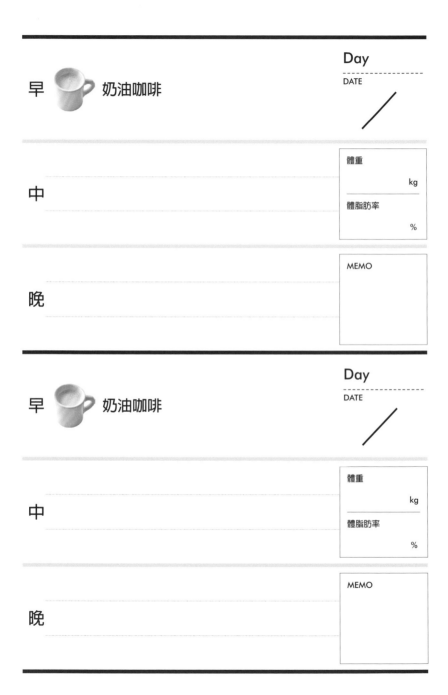

早 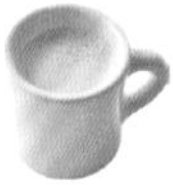 奶油咖啡

Day

DATE

／

中

體重

kg

體脂肪率

%

晚

MEMO

參考文獻・出處一覽

- 日本食品標準成分表 2015 年版（七訂）
- 《簡易指引　食品成分表入門　第 2 版》（香川明夫監修 / 女子營養大學出版部 / 2016 年）
- 《醣類快查—— FOOD&COOKING DATA》（牧野直子著 / 女子營養大學出版部 / 2016 年）
- 《最簡單的生酮飲食教科書》（白澤卓二著 / 主婦之友社 / 2016 年）
- 全日本咖啡協會 HP「咖啡的成分」
  http://coffee.ajca.or.jp/webmagazine/library/polyphenol

防彈咖啡＋減醣：
最強飲食術讓早起有精神，身體變輕盈，提高記憶力與專注力！
魔法のバターコーヒーダイエット

國家圖書館出版品預行編目（CIP）資料

防彈咖啡＋減醣：最強飲食術讓早起有精神，身體變輕盈，提高記憶力與專注力！／最強奶油咖啡 著．余亮誾譯．-- 初版．-- 臺北市：九歌，2019.04

112 面；14.8×21 公分．-- (i 健康；43)

ISBN 978-986-97026-7-6（平裝）

1. 減重 2. 咖啡 3. 健康飲食

411.94 108003057

作　　者——最強奶油咖啡
譯　　者——余亮誾
責任編輯——曾敏英
發 行 人——蔡澤蘋
出　　版——健行文化出版事業有限公司
台北市 105 八德路 3 段 12 巷 57 弄 40 號
電話／02-25776564・傳真／02-25789205
郵政劃撥／0112295-1

九歌文學網 www.chiuko.com.tw

排　　版——綠貝殼資訊有限公司
印　　刷——前進彩藝有限公司
法律顧問——龍躍天律師 ・ 蕭雄淋律師 ・ 董安丹律師
發　　行——九歌出版社有限公司
台北市 105 八德路 3 段 12 巷 57 弄 40 號
電話／02-25776564・傳真／02-25789205
初　　版——2019 年 4 月
定　　價——300 元
書　　號——0208043
I S B N——978-986-97026-7-6